Cuida

tu

cerebro

Cuida tu cerebro

Memoria y mente saludables
a cualquier edad

Rafael Valle

Prades Publishing

Prades Publishing

Cuida tu cerebro

ISBN: 978-1-7335989-0-3

Contenido

Introducción

PROBABLEMENTE NADA INFUNDE tanto temor a envejecer como pensar que al llegar a cierta edad nuestro cerebro se deteriorará y como consecuencia habremos de perder nuestra memoria y otras facultades mentales. Es cierto que muchas personas sufren un largo y continuo deterioro de sus capacidades mentales que a veces comienza mientras todavía son relativamente jóvenes. No obstante, no existe ninguna razón para que eso tenga que suceder.

Todos hemos conocido personalmente, o cuando menos escuchado, acerca de personas que han mantenido su mente a un elevado nivel de funcionamiento a través de una larga vida, hasta llegar a una edad de 90 o más años. Hoy sabemos que es mucho lo que podemos hacer para cuidar nuestro cerebro y preservar nuestras capacidades a cualquier edad.

Son múltiples los factores que pueden causar daños a nuestro cerebro y ocasionar su envejecimiento prematuro. Estos enemigos del cerebro afectan nuestra memoria, capacidad de razonamiento, habilidad para tomar decisiones, capacidad para aprender y mucho más. En este libro veremos cuales son estos enemigos y las formas en que podemos combatirlos. Señalaremos también los mejores alimentos para nuestro cerebro y los beneficios de cada uno. Consideraremos también los diversos tipos de ejercicio físico y mental para mantener nuestro cerebro en forma a cualquier edad. Recuerde que el cerebro es el órgano que nos permite hablar, entender lo que oímos o leemos, tocar un instrumento musical, emocionarnos ante un atardecer o ante una pieza musical, componer un poema, reconocer nuestros seres queridos y saber quién somos.

Las estrategias presentadas en este libro están fundamentadas en estudios científicos y nos ayudarán a preservar y mejorar la salud de nuestro cerebro a través de los años.

Nada de lo presentado en esta obra va dirigido a diagnosticar o tratar condiciones de salud ni a sustituir la consulta con un profesional de la salud competente.

Capítulo I

Nuestro maravilloso cerebro

EL CEREBRO HUMANO es el instrumento más:

- Funcional
- Organizado
- Complejo

que conocemos.

Un cerebro humano típico pesa alrededor de 1.4 kilogramos (unas tres libras). Esto representa alrededor del 2 por ciento del peso corporal de una persona promedio. No obstante, el cerebro consume cerca del 20 por ciento de la energía del cuerpo y alrededor del 25 por ciento del oxígeno. De hecho, es el órgano que más oxígeno consume.

El cerebro posee una enorme cantidad de células nerviosas llamadas neuronas. Estas son células especializadas en la recepción y transmisión de información. Según cálculos recientes, el cerebro humano contiene en promedio unas 86,000 millones de neuronas[1]. Aunque algunos animales como, por ejemplo, algunas ballenas, tienen un cerebro más voluminoso ningún animal tiene tantas neuronas como el ser humano.

El cerebro también contiene una gran cantidad de otras células llamadas células gliales. Estas rodean las neuronas, sirviéndoles de apoyo y protección, además de proveerles nutrientes. Se ha descubierto recientemente que las células gliales también tienen importantes funciones relacionadas con la memoria y el aprendizaje[2][3].

Algunas células gliales producen una sustancia llamada mielina que cubre el axón (prolongación larga y delgada de las neuronas, especializada en la transmisión de información por medio de impulsos nerviosos) de ciertas neuronas formando una capa aislante blanca que ayuda a acelerar la velocidad de transmisión de información en estas neuronas. Los axones recubiertos por esta capa de mielina forman lo que se conoce como la materia blanca del cerebro. Los cuerpos celulares y los axones de las neuronas que no tienen capa de mielina forman la materia gris.

Las neuronas son células especializadas en la recepción y transmisión de información. Por lo general son sumamente pequeñas. Unas treinta mil de ellas caben en la cabeza de un alfiler. Cada neurona está conectada a cientos o incluso miles de otras neuronas, formando extensas y extremadamente complejas redes. Nuestra memoria, el habla, el aprendizaje de nuevas habilidades, el pensamiento, los movimientos conscientes y, en fin, todo el funcionamiento de nuestra mente depende de estas conexiones las cuales se conocen como sinapsis.

Las conexiones entre células nerviosas se desarrollan y modifican a lo largo de la vida de acuerdo con el aprendizaje y las experiencias que tengamos. Esto le proporciona al cerebro una gran flexibilidad o capacidad para adaptarse. La cantidad total de sinapsis en el cerebro no se conoce, pero se sabe que es un número casi inimaginablemente elevado. Algunos estimados varían entre 100 billones (un 1 seguido por 14 ceros) y 1,000 billones (un 1 seguido por 15 ceros). Las neuronas no sólo se conectan con otras neuronas, sino que también establecen conexiones con músculos y glándulas. Se cree que dos terceras partes del gasto de energía del cerebro se debe a los mensajes transmitidos en las conexiones entre neuronas[4].

Las neuronas

Aunque existen muchos tipos de neuronas, en términos generales podemos decir que todas se componen de tres partes.

- En primer lugar está el cuerpo celular o soma. Aquí está contenido el núcleo que es el que dirige la actividad de la neurona. El cuerpo celular contiene, además, toda una serie de estructuras u orgánulos vitales para la función de las neuronas.

- El axón. Esta es una prolongación de la cual cada neurona sólo posee una. El axón se encarga de enviar información, en forma de impulsos electroquímicos, a otras neuronas, músculos o glándulas. La extensión de estas prolongaciones varía grandemente. En algunas neuronas el axón tiene mucho menos de un milímetro de largo mientras que en otras como sucede, por ejemplo, en las neuronas que conectan el nervio ciático con el dedo gordo del pie puede tener una extensión de más de un metro. En cuanto a su grosor, es mucho menor que el de un cabello humano.

- En tercer lugar, tenemos las dendritas. Estas también son prolongaciones de la neurona. Sin embargo, contrario al axón, del cual cada célula nerviosa sólo cuenta con uno, la cantidad de dendritas varía pudiendo una neurona tener 50 o más. Cada dendrita también posee cientos de sinapsis o puntos de conexión con otras neuronas. Las dendritas reciben la información proveniente de otras células la cual normalmente viaja en forma de impulsos eléctricos a través del axón de una neurona. Cuando el impulso llega al final del axón éste libera una de varias sustancias conocidas como neurotransmisores que cruza el pequeñísimo espacio entre una y otra neurona. Finalmente hace contacto con unos receptores especializados localizados en las dendritas de la otra célula. Este impulso eléctrico tiene efectos sobre la actividad de la célula receptora. En algunos casos la estimula a activarse y disparar un nuevo impulso mientras que en otros casos tiene el efecto contrario, evitar que dispare. Según hallazgos reportados en octubre de 2018 en la revista Cell, las dendritas de la corteza cerebral humana no actúan de modo pasivo meramente transmitiendo señales, sino que cada una toma parte activa en el procesamiento de la información amplificando algunas señales y bloqueando otras. De este modo, cada dendrita trabaja como una especie de transistor, haciendo de cada neurona una especie de mini computadora y permitiendo que nuestro cerebro, contrario a lo que sucede en animales como la rata, funcione en cierta manera como miles de millones de mini computadoras conectadas entre sí[5].

Las divisiones del cerebro

Mirando de abajo hacia arriba nuestro cerebro puede dividirse en las siguientes partes:

1. El tallo cerebral o tronco encefálico. Conecta el cerebro con la médula espinal y el encéfalo con el cerebelo. Controla los reflejos y las funciones automáticas de nuestro cuerpo tales como la presión sanguínea, la respiración el ritmo del corazón y la digestión.

2. El cerebelo – está localizado en la parte inferior del cerebro y directamente encima del tallo cerebral. El cerebelo utiliza información que recibe del tallo cerebral y de la corteza motora para coordinar nuestros movimientos. El cerebelo también detecta la posición de nuestros brazos, manos y piernas con lo cual nos permite mantener la postura y el balance. Todos nuestros movimientos voluntarios desde mover los dedos para tocar el piano, lanzar un balón o llevarnos una cuchara a la boca dependen del cerebelo. Posiblemente también toma parte en el sistema de recompensa del cerebro[6], el cual está compuesto por varias estructuras cerebrales involucradas en reforzar conductas placenteras. Dos estudios reportados en octubre de 2018 sugieren que el cerebelo lleva a cabo muchas más funciones que las que tradicionalmente se le han atribuido. Uno de estos estudios, llevado a cabo por investigadores de Escuela de Medicina de Baylor en Texas, parece indicar que el cerebelo, trabajando en conjunto con los lóbulos frontales, tiene importantes funciones relacionadas con la memoria[7]. El otro estudio, realizado por investigadores de la Escuela de Medicina de la Universidad Washington localizada en Missouri, indica que el cerebelo está involucrado en aspectos tales como el pensamiento, la atención, la planificación y la toma de decisiones[8]. Según este estudio, el cerebelo coteja y corrige nuestros pensamientos. El cerebelo compone alrededor del diez por ciento del peso total del cerebro, sin embargo, se ha estimado que contiene alrededor del cincuenta por ciento de las neuronas de este.

3. Encéfalo - Esta es la parte donde se llevan a cabo casi todas las funciones de alto nivel como el pensamiento abstracto. En los seres

humanos el encéfalo compone alrededor del 85 por ciento del peso del cerebro. Se divide en dos hemisferios que a su vez se subdividen en una serie de lóbulos.

La corteza cerebral

Nuestro cerebro se divide en dos hemisferios: derecho e izquierdo. El tejido nervioso que cubre ambos hemisferios se conoce como corteza cerebral.

La corteza cerebral forma la capa superior del cerebro. La corteza cerebral humana es más grande y desarrollada que la de cualquier otro ser viviente. Es el centro del pensamiento y donde se encuentran funciones tales como la imaginación, la toma de decisiones y el pensamiento racional.

Este desarrollo superior de la corteza cerebral nos permite poseer habilidades cognitivas y de memoria mayores que las de cualquier animal. También nos da la capacidad de experimentar emociones complejas.

Nuestra inteligencia superior, propiciada por nuestra corteza cerebral, nos permite no sólo sobrevivir sino ejercer dominio sobre animales que son más fuertes o veloces que nosotros.

Algunos animales tienen un cerebro más grande que el del ser humano. Sin embargo, ninguno posee una corteza cerebral tan desarrollada o compleja como nosotros.

La corteza cerebral de muchos animales es casi totalmente lisa. La corteza cerebral humana, por el contrario, contiene una gran cantidad de giros y surcos llamados circunvoluciones. Algunos animales, como los delfines y los monos también tienen circunvoluciones, aunque en menor cantidad que el ser humano.

Las circunvoluciones tienen el efecto de aumentar grandemente el área de superficie de la corteza cerebral. También permiten que las células de la materia gris del cerebro estén más cerca unas de otras facilitando así la comunicación entre estas.

La mayor parte de la superficie de la corteza cerebral humana no se ve a simple vista ya que se encuentra oculta dentro de las circunvoluciones. Si la corteza cerebral humana no fuera así no cabría dentro del cráneo.

El área superficial de la corteza cerebral humana es de alrededor de 2.5 pies cuadrados o aproximadamente el tamaño de cuatro hojas de papel carta. Su grosor promedio se estima de unos 2.5 milímetros, aunque varía en distintas regiones.

La corteza cerebral humana contiene alrededor del 20 por ciento de las neuronas del cerebro, sin embargo, representa alrededor del 85 por ciento del peso del cerebro y más de 75 por ciento del volumen. Se ha estimado que la corteza cerebral contiene más de 300,000,000,000,000 conexiones sinápticas entre neuronas y una gran cantidad de células gliales.

La corteza cerebral se divide en dos hemisferios; el derecho y el izquierdo conectados por el corpus callosum (cuerpo calloso), una gruesa banda de fibras nerviosas compuesta por entre 200 y 250 millones de neuronas. El corpus callosum permite que ambos hemisferios se comuniquen entre sí, transfiriendo información sensorial, motora y cognitiva entre estos. En términos generales el hemisferio izquierdo controla el lado derecho del cuerpo y el hemisferio derecho controla el lado izquierdo. Sin embargo, existe evidencia de que esta división no es completa y que el hemisferio izquierdo también tiene cierta intervención en los movimientos del lado izquierdo del cuerpo e igualmente el hemisferio derecho en los movimientos del lado derecho[9].

Se ha especulado mucho acerca de una división tajante entre ambos hemisferios. Según se dice popularmente el hemisferio derecho es emocional y creativo mientras que el derecho es lógico y racional. Se señala que en las personas con predilección por las ciencias y matemáticas hay un dominio o mayor desarrollo del hemisferio izquierdo mientras que en las personas con predilección por las artes predomina el hemisferio derecho. Sin embargo, esto no es correcto. La evidencia científica apunta a que las diferencias entre las aptitudes y predilección por las artes o las ciencias y matemáticas que exhiben las personas no tienen que ver con el predominio de un hemisferio cerebral sobre el otro[10].

Los lóbulos cerebrales

Cada uno de los hemisferios se divide en cuatro regiones llamadas lóbulos. Estos están separados entre sí por unas fisuras o dobleces de la corteza. Cada lóbulo se divide en una región derecha y otra izquierda. Estos lóbulos son:

- Lóbulo frontal – Es el más grande. Se encuentra en la parte anterior del cerebro, detrás de la frente. Lleva a cabo numerosas funciones, entre ellas algunas relacionadas con el lenguaje, la memoria, el control de emociones, el control de los movimientos voluntarios, el razonamiento de alto nivel, la solución de problemas y la planificación

- Lóbulo parietal – Se encuentra detrás del lóbulo frontal y frente al lóbulo occipital de modo que ocupa la región central del cerebro. Posee una de las principales áreas de asociación del cerebro. Procesa información acerca del tacto, así como acerca de la posición y postura del cuerpo. El lóbulo parietal también trabaja coordinadamente con los demás lóbulos. Procesa e integra informaciones provenientes de los diversos sentidos. Por ejemplo, si estamos hablando con otra persona el lóbulo parietal integra lo que vemos y escuchamos de esa persona creando una experiencia conexa e integrada. Las áreas de asociación del lóbulo parietal hacen posible el razonamiento abstracto que nos permite la utilización de símbolos y el razonamiento matemático y espacial. El lóbulo temporal también es imprescindible para la propiocepción la cual algunos consideran nuestro sexto sentido. La propiocepción es la capacidad que nos permite conocer donde está localizada cada parte de nuestro cuerpo en relación con las demás y que nos indica el esfuerzo necesario para mover cada parte de nuestro cuerpo. La propiocepción es la que nos permite, por ejemplo, tocar nuestra nariz con un dedo o llevar una cuchara a nuestra boca sin necesidad de mirarnos en un espejo.

- Lóbulo occipital –Se encuentra en la parte posterior o trasera del cerebro, contiene la corteza visual y es el encargado del procesamiento de la información visual. La información visual captada por la retina es enviada a través del tálamo (localizado

15

debajo del cuerpo calloso) al lóbulo occipital donde es procesada y convertida en percepciones significativas. El lóbulo occipital también envía la información visual ya procesada a otras regiones del cerebro que se especializan en tareas tales como el reconocimiento de rostros, la detección de emociones y la identificación de palabras.

- Lóbulo temporal – Está localizado frente al lóbulo occipital y un poco más arriba de los oídos y entre éstos. Contiene la corteza auditiva y sus funciones principales tienen que ver con la audición y el lenguaje. Todo lo que escuchamos es procesado por el lóbulo temporal. También procesa ciertas informaciones visuales permitiéndonos nombrar los objetos que nos rodean. Una región en la parte baja del lóbulo temporal posibilita el reconocimiento de rostros. Las personas que sufren daños en esta región pueden describir los rostros de las personas o reconocer si son varón o hembra, sin embargo, no pueden identificar el nombre de estas aun cuando sean personas cercanas como su padre, madre, esposo o esposa.

En el lóbulo temporal está localizado el hipocampo, una estructura que forma parte de lo que se conoce como el sistema límbico el cual está relacionado con el control de las emociones y con la memoria. El hipocampo, llamado así por su parecido a un hipocampo o caballito de mar, es el encargado de convertir las memorias a corto plazo en memoria a largo plazo, las cuales luego se almacenan en otros lugares del cerebro. Cuando el hipocampo se daña resulta imposible formar nuevas memorias. La persona puede recordar sucesos acontecidos tiempo atrás, antes de sufrir el daño, pero no puede recordar sucesos recientes. El hipocampo parece ser una de las primeras regiones del cerebro que sufre daños en la enfermedad de Alzheimer. Algunos investigadores creen que el hipocampo es una de pocas regiones del cerebro que pueden desarrollar nuevas neuronas a través de toda la vida. Un estudio publicado en 2017 sugiere que el hipocampo ejerce también un importante papel promoviendo la conectividad de la corteza cerebral y mejorando las respuestas sensoriales[11].

Hay que señalar que aun cuando cada uno de estos lóbulos lleva a cabo funciones que le son propias, no trabajan aisladamente sino coordinadamente y las diversas áreas del cerebro están conectadas unas con otras.

Lo que hemos presentado es una mera visión "a vuelo de pájaro" de la corteza cerebral. El funcionamiento del cerebro es extremadamente complejo y apenas se conoce una muy pequeña parte acerca de éste. Los nuevos descubrimientos muchas veces llevan a corregir creencias erróneas que se tenían por hechos comprobados. El cerebro también tiene la capacidad de reorganizarse, crear nuevas conexiones y cambiar ciertos aspectos de su estructura en respuesta a los retos y a daños sufridos. Acerca de esto hablaremos más adelante.

Puntos principales del capítulo

Nuestro cerebro está formado por alrededor de 86,000 millones de células nerviosas o neuronas que reciben y transmiten información y una cantidad desconocida de células gliales que les sirven de apoyo y que también llevan a cabo otras funciones. Las neuronas se conectan entre sí por medio de neurotransmisores a través de espacios microscópicos llamados sinapsis. Cada neurona puede estar conectada a cientos o miles de otras neuronas formando extensas redes que se modifican con el aprendizaje a lo largo de la vida.

Mirando de abajo hacia arriba nuestro cerebro está compuesto por 1. El tallo cerebral el cual controla las funciones automáticas y los reflejos 2. El cerebelo que controla el balance y la coordinación de movimientos e interviene en funciones relacionadas con el pensamiento y la memoria, y 3. El encéfalo que es donde se llevan a cabo las funciones de alto nivel.

Nuestro cerebro se compone de dos hemisferios: derecho e izquierdo, cubiertos por la corteza cerebral. La corteza cerebral humana es más grande que la de cualquier animal y es el centro de funciones tales como la imaginación, la toma de decisiones y el pensamiento racional. Se divide en cuatro regiones o lóbulos que trabajan coordinadamente:

Frontal – lleva a cabo numerosas funciones cognitivas, de movimientos voluntarios y de control de emociones.

Parietal – interpreta e integra información proveniente de los distintos sentidos combinándolos para formar una experiencia singular. Es vital también para la propiocepción.

Occipital – se encarga del procesamiento de la información visual.

Temporal – procesa los sonidos y el lenguaje. También trabaja en el procesamiento de rostros.

El hipocampo, localizado en el lóbulo temporal se encarga de convertir las memorias de corto plazo en memorias de largo plazo. Cuando este se daña resulta imposible formar nuevas memorias. Se cree que esta es una de pocas regiones del cerebro que pueden desarrollar nuevas neuronas hasta edades avanzadas.

Capítulo 2

Enemigos de nuestro cerebro

SEGÚN UN ESTUDIO llevado a cabo por investigadores holandeses y publicado en octubre de 2018 una de cada dos mujeres y uno de cada tres hombres llegará a padecer demencia, enfermedad de Parkinson o sufrir un derrame cerebral[1].

La propia complejidad del cerebro y la forma en que interactúa con el resto de nuestro cuerpo lo hace susceptible a ser influido positiva o negativamente por numerosos factores internos y externos. Nuestro cerebro se ve afectado por el estado de los demás órganos del cuerpo. Por ejemplo, si nuestros pulmones pierden una buena parte de su capacidad para transferir oxígeno y las arterias que suplen sangre oxigenada al cerebro están tapadas y endurecidas a causa de largos años de malos hábitos alimenticios el resultado puede ser un rápido deterioro mental. Por tanto, el ejercicio y una alimentación basada en los principios que expondremos más adelante en esta obra son algunas de las mejores acciones que podemos tomar si queremos llegar a una edad avanzada con nuestra mente en estado óptimo.

En este capítulo consideraremos brevemente algunos de los principales factores negativos o amenazas a la salud de nuestro cerebro que debemos combatir o prevenir.

Mala alimentación

Nuestro cerebro no descansa. Aun cuando dormimos está llevando a cabo numerosas funciones. Para poder trabajar adecuadamente el cerebro necesita combustible en forma de alimentos. Los alimentos, además de proveer energía, proporcionan a nuestro cerebro una gran cantidad de nutrientes necesarios para la producción de las diferentes sustancias que requiere para cumplir sus múltiples tareas.

Lo que comemos afecta de forma directa la estructura y función del cerebro[2]. Si la alimentación que le proporcionamos es de baja calidad nuestro cerebro sufrirá las consecuencias. Desafortunadamente gran parte de la dieta occidental moderna se compone de alimentos con niveles altos de grasas saturadas al igual que alimentos procesados y refinados con elevada cantidad de azúcar. Estos alimentos, en lugar de proveer los nutrientes necesarios para un funcionamiento óptimo del cerebro y protegerlo contra los embates del tiempo, causan daño a este órgano afectando la regulación de la insulina, y promoviendo inflamación y lo que se conoce como estrés oxidativo[3]. El estrés oxidativo se refiere al daño causado por los radicales libres, átomos, por lo general de oxígeno, sumamente reactivos e inestables, que se liberan cuando el alimento es metabolizado en nuestras células para producir energía. También se producen por influencias externas cuando nuestro organismo es impactado por diversos contaminantes o radiaciones. La inestabilidad de los radicales libres se debe a que han perdido uno de sus electrones e intentan reponerlo tomándolo de otros átomos. Esto crea una reacción en cadena que ocasiona grandes daños a nuestras células y se manifiestan en envejecimiento y una variedad de enfermedades. Cuando la producción de radicales libres es mayor que la capacidad de nuestro cuerpo para regularlos entramos en un estado de estrés oxidativo. El estrés oxidativo afecta las grasas, el ADN y las proteínas, puede causar daños a nuestras células y provocar numerosas enfermedades. El resultado puede ser un envejecimiento prematuro del cerebro y eventualmente, enfermedad de Alzheimer y otros problemas[4].

Investigadores de la Universidad de Brock en Ontario, Canadá encontraron que ratas pertenecientes a un grupo que se les suministró una dieta con niveles elevados de grasa y azúcar desarrollaron mayores señales de inflamación, resistencia a la insulina y estrés celular en áreas del hipocampo que se cree están relacionadas con el desarrollo de la enfermedad de Alzheimer[5].

En el capítulo 3 hablaremos acerca de los alimentos y nutrientes que nos ayudan a evitar estos problemas.

La falta de ejercicio

La falta de ejercicio durante la mediana edad (alrededor de 40 años) afecta al cerebro al igual que al resto del cuerpo de acuerdo a los hallazgos de un estudio llevado a cabo por la Escuela de Medicina de la Universidad de Boston[6]. La poca actividad física durante la mediana edad se relacionó en este estudio con una disminución significativa en el tamaño del cerebro tras llegar a la edad de 60 años.

No permanezca mucho tiempo sentado

Permanecer sentado durante largas horas es dañino a nuestra salud y posiblemente a nuestro cerebro. Investigadores de la Universidad de California en Los Ángeles encontraron que las personas que permanecían más tiempo sentadas tenían un menor grosor en un área del lóbulo temporal involucrada en la formación de nuevas memorias[7]. Este es un tipo de alteración que puede ser precursora de pérdida cognitiva y enfermedad de Alzheimer. Si su trabajo le requiere permanecer sentado o sentada trate de levantarse y caminar al menos cada treinta minutos. Camine mientras hable por el celular. Si está viendo televisión aproveche los comerciales para caminar por la casa.

El ejercicio ayuda a reducir la inflamación y la resistencia a la insulina (la incapacidad del cuerpo para responder y usar normalmente a la insulina que produce). También ayuda a secretar factores de crecimiento. Estos son sustancias que ayudan al desarrollo de nuevos vasos sanguíneos en el cerebro, promueven la salud de las neuronas existentes y el crecimiento y supervivencia de nuevas neuronas.

La aptitud física juntamente con el grado de elasticidad de las arterias son factores que pueden explicar las diferencias en capacidad cognitiva a medida que se envejece según se afirma en un estudio reciente[8].

En el capítulo 4 abundaremos acerca de los beneficios del ejercicio para el cerebro.

El estrés y la ansiedad

El estrés es la respuesta de nuestro cuerpo ante situaciones que percibimos como de peligro. Cuando estamos bajo estrés el cuerpo humano libera una serie de sustancias químicas que nos preparan para enfrentar el peligro ya sea luchando o escapando. Esto se conoce como la respuesta de lucha o escape aunque en años recientes se ha reconocido que a veces el estrés tiene el efecto de paralizarnos por lo que se utiliza también el término respuesta de lucha, escape o inmovilización.

Una de las sustancias que nuestro cuerpo produce en cantidades elevadas en situaciones de estrés es una hormona llamada cortisol que es secretada por las glándulas suprarrenales, localizadas en la parte superior de los riñones. En situaciones de estrés el cortisol aumenta la disponibilidad de sustancias reparadoras de tejidos, eleva la cantidad de glucosa en la sangre y mejora el uso de la glucosa por parte del cerebro. También suprime la digestión, al igual que los procesos relacionados con la reproducción y el crecimiento. Estos son cambios necesarios para enfrentar una emergencia. El problema surge cuando la liberación de cortisol continúa más tiempo de lo necesario. Se cree que cuando esta hormona permanece durante tiempo prolongado tiene un efecto tóxico sobre las neuronas. En octubre de 2018 se publicó un estudio llevado a cabo por investigadores de la Escuela de Medicina de la Universidad de Harvard con 2231 hombres y mujeres de 49 años de edad promedio en el que se encontró que las personas con elevado nivel de cortisol en la sangre tenían una memoria más pobre y menor percepción visual. También se encontró que las mujeres con elevados niveles de cortisol tenían un menor volumen cerebral[9].

Las neuronas de una región del cerebro llamada hipocampo, entre cuyas funciones se encuentra la consolidación de memorias de largo plazo, son especialmente susceptibles a los daños causados por el estrés[10]. El estrés agrava problemas tales como la depresión y existe evidencia que sugiere que también aumenta el riesgo de demencia. (Demencia es un término general para un estado de pérdida de memoria y otras capacidades cognitivas lo suficientemente serio como para interferir con la vida cotidiana. La más común de las demencias es la enfermedad de Alzheimer).

A comienzos de 2016 se publicó un artículo en la revista Current Opinion in Psychiatry en el que se reseñan diversos hallazgos acerca de los efectos de la ansiedad y el estrés sobre el cerebro. En esta reseña se concluye que tanto la ansiedad patológica como el estrés crónico pueden causar daños a la estructura y el funcionamiento del hipocampo y la corteza prefrontal del cerebro y que estos cambios pueden contribuir al desarrollo de enfermedad de Alzheimer, depresión y otras condiciones[11].

El estrés crónico, es decir, aquel que se prolonga durante mucho tiempo, puede afectar negativamente la neuroplasticidad, esto es, la capacidad de las neuronas para formar nuevas conexiones en el aprendizaje y como respuesta a nuevas circunstancias. El estrés prolongado también afecta la forma de las dendritas y disminuye la capacidad de formar nuevas neuronas[12].

En el estrés crónico las señales del hipocampo se debilitan y las de la amígdala, una región del cerebro relacionada con las emociones y el miedo, se fortalecen. En otras palabras, bajo un estado de estrés no prestamos atención a los datos ni a la información, sino que dependemos de nuestras emociones, especialmente el miedo. Según los autores de un estudio sobre este tema publicado en el Journal of Neuroscience el aumento de los síntomas emocionales y la disminución de las capacidades cognitivas que se observan en los trastornos psiquiátricos parecen deberse, al menos en parte, al hecho de que tanto durante como luego de un periodo de estrés crónico la amígdala adquiere un control cada vez mayor sobre el hipocampo[13].

El estrés también tiene efectos nocivos sobre las neuronas de la corteza prefrontal, una región sumamente importante para la memoria de trabajo, la toma de decisiones y los estados anímicos.

Un estado de estrés demasiado intenso, al igual que el estrés crónico, hacen que disminuya el nivel de varios neurotransmisores en el cerebro, entre ellos serotonina y dopamina lo que puede ocasionar un aumento en el riesgo de depresión. El estrés también provoca cambios en la conducta, en la forma de abordar los problemas y en la forma de relacionarnos con otras personas que generan más estrés y desembocan fácilmente en depresión[14].

Existen estudios que señalan que en las personas que han sufrido de abuso físico o sexual durante su niñez la respuesta de estrés se dispara más fácilmente y durante periodos más prolongados que en otras personas. Esto puede aumentar el riesgo de sufrir de depresión y ansiedad aun muchos años después.

En las personas que sufren de trastorno de estrés postraumático se elevan anormalmente los niveles de glutamato, un neurotransmisor que es el más abundante en el sistema nervioso. Esto tiene como resultado producción de radicales libres y estrés oxidativo que, como ya hemos visto, ejerce numerosos efectos dañinos sobre el cerebro[15].

Los pequeños problemas cotidianos son una fuente de estrés de poca magnitud pero constantes. Un grupo de investigadores bajo la dirección de Robert Stawski profesor de la Universidad Estatal de Oregón encontró evidencia de que las reacciones emocionales negativas ante estos eventos afectan las capacidades cognitivas y la salud del cerebro en las personas de edad avanzada[16].

La ansiedad

La ansiedad es una sensación sumamente relacionada con el estrés. Es un emoción caracterizada por inquietud, pensamientos preocupantes o nerviosismo. Ocurre cuando alguien se encuentra ante una situación que pudiera o no suceder y que no sabe cómo habrá de resultar. Muchas veces la ansiedad va acompañada de cambios físicos tales como aceleración del ritmo cardiaco, aumento de la presión sanguínea, sudoración y mareos[17].

Todos hemos sentido ansiedad en más de una ocasión en nuestra vida. Al igual que el estrés, la ansiedad puede ser una respuesta normal y necesaria de nuestro cuerpo ante situaciones de riesgo. Sin embargo, muchas veces la ansiedad se sale de control y culmina en lo que se conoce como un trastorno de ansiedad. Las personas que sufren de uno de estos trastornos reaccionan con una ansiedad de magnitud desproporcionada o que dura más tiempo de lo necesario. Las personas con trastornos de ansiedad por lo general sufren de pensamientos y preocupaciones recurrentes.

Se cree que la ansiedad es el resultado de una respuesta de estrés que se repite una y otra vez.

Se ha encontrado que las personas que sufren de ansiedad en la mediana edad tienen un riesgo mayor de desarrollar demencia posteriormente. Es posible que la ansiedad provoque una reacción de estrés excesivo que a su vez predisponga a la demencia[18].

La depresión

La depresión afecta al cerebro de múltiples maneras. En muchas personas deprimidas ocurre una reducción en el tamaño del hipocampo. La pérdida de tamaño en esta región es mayor a medida que la depresión sea más severa y/o prolongada[19]. Esto puede tener efectos negativos sobre nuestras capacidades cognitivas y nuestra memoria.

El hipocampo se encuentra bajo la corteza cerebral en el lóbulo temporal medio y lleva a cabo importantes funciones relacionadas con la formación de memorias y el manejo de las emociones. Los efectos de la depresión en el hipocampo ocurren principalmente en las personas que han sufrido depresión antes de los 21 años y en las que padecen de depresión recurrente.

Los lóbulos frontales del cerebro también pueden sufrir daños a causa de la depresión.

Otros estudios señalan que la depresión hace que la corteza prefrontal del cerebro, una región involucrada en la toma de decisiones y en el pensamiento abstracto, sufra pérdida de células y conexiones[20].

Según los hallazgos de un estudio llevado a cabo por investigadores del Centro para la Adicción y la Salud Mental en Canadá, la depresión que permanece mucho tiempo y no es tratada conduce a inflamación en el cerebro. Esta inflamación parece ser causada por un exceso de activación de las células inmunológicas del cerebro conocidas como microglía.

La depresión aumenta el riesgo de padecer más tarde en la vida de la enfermedad de Alzheimer y otros problemas cognitivos. Se cree que el daño causado por la depresión en el hipocampo es una de las razones para esto. Ahora bien, contrario a lo que sucede en la enfermedad de Alzheimer, los daños al cerebro causados por la depresión pueden revertirse[21], pero mientras más se repita la depresión a lo largo de la vida los daños pueden ser mayores y más difíciles de revertir. En la

Universidad de Sussex en Inglaterra un grupo de psicólogos llevó a cabo un análisis de 34 estudios sobre la relación de la depresión y la ansiedad con la pérdida cognitiva a través del tiempo. Estos estudios contaron con más de 71,000 participantes. En este análisis se concluyó que los estudios demuestran una relación entre la depresión y una aceleración del proceso de envejecimiento del cerebro[22].

Por esta y otras razones es sumamente importante prevenir la depresión y si la hemos padecido tomar medidas para tratarla, evitar que recurra y restaurar los daños causados. Afortunadamente, como veremos, hoy sabemos que es posible tomar medidas para, en gran medida, prevenir estos problemas y restaurar nuestras capacidades.

Problemas del sueño

El Dr. Qinghua Liu, profesor de la Universidad de Texas, quien fuera uno de los autores de un reciente estudio sobre la bioquímica del cerebro, señala que el sueño refresca el cerebro de múltiples maneras, además de optimizar las funciones cognitivas que habremos de utilizar cuando estemos despiertos. Por otra parte, un periodo prolongado sin dormir conduce a discapacidad cognitiva. Liu indica que el balance entre los periodos de sueño y los de vigilia parece tener como propósito maximizar la calidad y la duración de las funciones cognitivas de nuestro cerebro[23].

Dormir bien es de gran importancia para el cerebro. Al dormir las células cerebrales se re energizan, el aprendizaje y las memorias se consolidan y se desechan residuos tóxicos del cerebro[24]. Cuando no dormimos bien las sinapsis pierden flexibilidad perjudicándose nuestra capacidad para aprender[25]. Las personas que no duermen bien también tienen un elevado riesgo de diabetes, depresión y obesidad, condiciones que a su vez pueden causar daños al cerebro. La falta de sueño también puede afectar directamente nuestra memoria y nuestros procesos cognitivos, especialmente la capacidad para tomar decisiones correctas y lo que se conoce como flexibilidad cognitiva, esto es, la capacidad adaptar el pensamiento ante nueva información o de adaptar la conducta a situaciones inesperadas[26]. Recientemente se ha descubierto que la falta de sueño hace que aumente la cantidad de beta amiloide y tau dos proteínas cerebrales relacionadas con la enfermedad de Alzheimer[27]. Durante el sueño el cerebro elimina las proteínas beta amiloide y otras sustancias potencialmente dañinas al doble de velocidad que cuando estamos despiertos. Cuando no dormimos bien estas sustancias se acumulan pudiendo causar pérdida cognitiva e incluso Alzheimer[28]. En otro estudio publicado en septiembre de 2018 se encontró que las personas que tienen un nivel de somnolencia excesivo durante el día tienen una probabilidad cerca de tres veces mayor de tener depósitos de beta amiloide[29]. Estos hallazgos sugieren que la falta de sueño puede contribuir al desarrollo del Alzheimer. Según un análisis de 27 estudios publicado en 2017, las personas con problemas del sueño tienen una probabilidad alrededor de 68 por ciento mayor de sufrir problemas cognitivos y enfermedad de Alzheimer que las personas que no sufren problemas del sueño[30].

Algunos investigadores han llegado a la conclusión de que el sueño actúa como un antioxidante para el cerebro, removiendo los radicales libres que se acumulan mientras estamos despiertos[31]. Se estima que la falta crónica de sueño puede acelerar el envejecimiento del cerebro. Un adulto requiere por lo general entre siete y nueve horas de sueño diarias. Sin embargo, más de una tercera parte de las personas duermen menos de este tiempo[32]. Las personas que consistentemente duermen menos de lo necesario tienen una elevada probabilidad de diabetes, hipertensión y vasos sanguíneos estrechados. Estas son condiciones que pueden hacer que disminuya el flujo sanguíneo en el cerebro[33].

La importancia de dormir bien la podemos apreciar si consideramos los hallazgos de un estudio que sugiere que una sola noche sin dormir puede tener efectos tan dañinos sobre nuestra sensibilidad a la insulina como varios meses de una mala dieta[34].

Hoy en día estamos sujetos a un bombardeo continuo de información a través de los medios de comunicación mucho mayor que en cualquier otra época. Se ha sugerido que esto hace que nuestro cerebro necesite una mayor cantidad de tiempo de sueño para poder procesar dicha información[35].

Por otra parte, dormir demasiado también puede ser perjudicial según el más grande estudio sobre el sueño llevado a cabo hasta ahora, el cual fue realizado por investigadores de la universidad de Ontario Occidental y publicado en septiembre de 2018[36]. En este estudio se halló que la cantidad óptima de sueño es de siete a ocho horas. En las personas que duermen más de esto y en las que duermen menos se afectan negativamente las habilidades verbales y de razonamiento. Según los hallazgos de esta investigación, dormir solamente cuatro horas por noche tiene un efecto similar al de ocho años de envejecimiento. La mayoría de las personas duerme menos tiempo de lo óptimo. También se halló que dormir siete u ocho horas (es decir, la cantidad óptima) antes de una prueba o examen tiene el efecto de mejorar el desempeño. Esto sugiere que una sola noche de dormir bien puede tener efectos positivos sobre la actividad cognitiva. Los resultados del estudio también sugieren que estos hallazgos se aplican tanto a personas jóvenes como a personas de mayor edad.

La apnea del sueño

Un trastorno del sueño sumamente perjudicial para el cerebro es la apnea del sueño. Esta es una condición en la que la respiración se detiene repetidas veces durante el sueño y luego recomienza. Esto puede suceder docenas e incluso cientos de veces durante la noche. La interrupción de la respiración puede durar desde varios segundos hasta más de un minuto. Muchas personas no se dan cuenta de que sufren apnea del sueño ya que no se despiertan por completo durante los episodios. Los ronquidos fuertes pueden ser una señal de que se padece apnea del sueño. Otras señales pueden ser: sentirse cansado y somnoliento durante el día y despertarse con dolor de cabeza.

La apnea del sueño puede causar o contribuir al desarrollo de diabetes, hipertensión, problemas cardiacos derrames cerebrales, depresión y otras enfermedades. La apnea del sueño es una condición muy común. Se ha estimado que en los Estados Unidos más de 18 millones de personas la padecen.

Existen tres tipos de apnea del sueño. La más común es la apnea obstructiva del sueño. Esta ocurre cundo las vías respiratorias son obstruidas, usualmente por el colapso de los tejidos blandos en la parte posterior de la garganta. El segundo tipo es la apnea central del sueño. Esta es causada por una interrupción de las señales del cerebro a los músculos relacionados con la respiración. La tercera es la apnea del sueño mixta en la cual una persona padece juntamente apnea obstructiva y apnea central.

La apnea del sueño ha sido asociada con pérdida cognitiva, demencia y lesiones en la materia blanca del cerebro[37] [38]. Las personas que sufren de apnea obstructiva del sueño tienen mayores niveles de beta amiloide, uno de los principales distintivos de la enfermedad de Alzheimer[39]. La apnea del sueño impide que el cerebro obtenga el oxígeno necesario para mantenerse saludable. También altera el balance de dos neurotransmisores llamados ácido gama aminobutírico y glutamato. Esto produce una respuesta exagerada al estrés y falta de concentración. La interrupción del sueño causada por la apnea también hace que la persona se sienta cansada y presente problemas de memoria. Las personas que padecen de apnea del sueño pueden tener dificultades para convertir las memorias de corto plazo en memorias de largo plazo.

Si sospecha que padece apnea del sueño es importante que busque ayuda médica. Existen pruebas para determinar si se padece esta condición y alternativas de tratamiento.

La diabetes y el síndrome metabólico

El principal combustible del cerebro es la glucosa. Ahora bien, el cerebro no solamente necesita grandes cantidades de glucosa, sino que debe obtener ésta de forma regular y controlada. Además, debe obtener la cantidad justa, ni más ni menos. Los niveles elevados de glucosa que se producen en la diabetes afectan al cerebro, pudiendo causar daños a los pequeños vasos sanguíneos allí presentes. Por otra parte, los niveles muy bajos que muchas veces se producen como resultado del tratamiento de la diabetes también pueden afectar negativamente el cerebro. La diabetes, particularmente si no está bien controlada, aumenta el riesgo de llegar a padecer enfermedad de Alzheimer y otros tipos de demencia[40].

La diabetes también promueve estados inflamatorios que pueden causar daños a las neuronas. Además, puede ocasionar daños a los pequeños vasos sanguíneos del cerebro que culminan en daños a la materia blanca afectando la velocidad de procesamiento (es decir, cuanto tiempo le toma al cerebro llevar a cabo una tarea)[41].

El comienzo de la enfermedad a temprana edad, los estados prolongados de hiperglucemia (glucosa elevada) y de hipoglicemia (bajo nivel de glucosa) recurrente aumentan el riesgo de sufrir cambios estructurales y funcionales perjudiciales en el cerebro. En las personas que padecen diabetes tipo 1, en la cual el páncreas produce poca o ninguna insulina, con frecuencia se produce una reducción en la velocidad motora y en la eficiencia psicomotora. Estos cambios han sido relacionados a una reducción en el volumen de la materia blanca del cerebro. También se ha encontrado una reducción en la densidad de la materia gris en las regiones del cerebro responsables de la memoria y el procesamiento del lenguaje de adultos jóvenes que han padecido diabetes tipo 1 desde edades tempranas[42].

Se ha encontrado que las personas que padecen diabetes tipo 2, en la cual las células resisten los efectos de la insulina o no se produce suficiente insulina para mantener un nivel adecuado de glucosa, tienen una probabilidad mayor de ser diagnosticadas con la enfermedad de Parkinson más adelante en la vida y que el riesgo es mayor para las personas que sufren complicaciones de la diabetes y para las personas jóvenes que sufren esta enfermedad[43]. En un estudio llevado a cabo en Inglaterra se encontró 32 por ciento mayor riesgo de desarrollar enfermedad de Parkinson en las personas que padecen diabetes tipo 2. Sin embargo, en las personas entre 25 y 44 años que padecen diabetes tipo 2 el riesgo se cuadruplicó[44].

En diciembre de 2018 se publicó un estudio que duró cinco años en el que participaron 705 personas, 348 de las cuales padecían diabetes tipo 2. Se halló que en las personas diabéticas se produjo un acelerada pérdida de memoria verbal y fluidez verbal. También se encontró atrofia del cerebro la cual aparentemente comienza a producirse en la mediana edad[45].

En otro estudio publicado en enero de 2019 se encontró que las personas que, además de diabetes, sufren de pérdida cognitiva y las que más tiempo llevan sufriendo diabetes tienen una aumentada probabilidad se halló de desarrollar demencia. Los investigadores también encontraron que la diabetes va acompañada de problemas tales como hipertensión, aumento de los niveles de colesterol y otras grasas en la sangre y aumento en la probabilidad de derrames cerebrales. Cada una de estas condiciones es de por sí dañina para el cerebro.

Se ha encontrado evidencia de que existen señales que apuntan al comienzo de la diabetes tipo 2 que pueden detectarse muchos años antes de que se diagnostique la condición. Estas señales consisten de un aumento en el nivel de glucosa en ayunas, un alto índice de masa corporal y sensibilidad a la insulina disminuida. Si usted tiene estas señales es importante que tome medidas preventivas relacionadas con la dieta, el ejercicio y la disminución de peso para evitar el desarrollo de la diabetes con todas sus consecuencias.

El síndrome metabólico

El metabolismo es la suma de todos los procesos del cuerpo que producen y requieren energía[46]. Es por medio del metabolismo que nuestro cuerpo convierte los alimentos en energía. La salud de nuestro metabolismo es de extrema importancia para el buen funcionamiento de nuestros órganos incluyendo el cerebro, sin embargo, la alimentación y los estilos de vida modernos no promueven un metabolismo saludable. Una forma en que esto se manifiesta es por medio de lo que se conoce como el síndrome metabólico.

El síndrome metabólico es una condición que se caracteriza por la presencia de elevados niveles de colesterol LDL (el llamado colesterol malo) y bajos niveles de colesterol HDL (el colesterol bueno), triglicéridos elevados, exceso de grasa alrededor de la cintura, hipertensión y niveles elevados de insulina y glucosa en la sangre. El síndrome metabólico está también relacionado con la resistencia a la insulina. El síndrome metabólico aumenta la probabilidad de sufrir apoplejías y de desarrollar diabetes y enfermedades cardiacas.

Muchas de las personas que padecen diabetes y síndrome metabólico también sufren de inflamación leve a través del cuerpo y problemas de coagulación de la sangre que aumentan el riesgo de coágulos en las arterias.

El síndrome metabólico afecta negativamente el desempeño cognitivo y la estructura del cerebro[47]. Algunos de los siguientes factores han sido propuestos para explicar los efectos dañinos del síndrome metabólico sobre el cerebro: problemas vasculares, inflamación del cerebro, estrés oxidativo, y un metabolismo anormal de las grasas en el cerebro. Esto es de extrema importancia ya que son muchas las personas que padecen de síndrome metabólico. Se ha estimado que cerca del 35 por ciento de todos los adultos estadounidenses y 50 por ciento de los de 60 o más años lo padece y que la incidencia aumenta con la edad y el peso[48]. La incidencia también parece ser mayor entre las mujeres y los hispanos.

Existen otras personas que no han desarrollado síndrome metabólico pero tampoco tienen un metabolismo enteramente saludable. Investigadores de la Universidad de Carolina del Norte sólo un poco más de 12 por ciento de los adultos estadounidenses posee una buena salud metabólica[49].

La enfermedad de las encías o enfermedad periodontal

La enfermedad de las encías o enfermedad periodontal ha sido asociada al desarrollo de pérdida cognitiva[50] [51].

Las bacterias que causan esta condición pueden migrar al cerebro y la exposición a largo plazo a estas puede causar inflamación y degeneración de las neuronas según un estudio llevado a cabo con ratas por investigadores de la Universidad de Illinois. Según este estudio, que fue dado a conocer en octubre de 2018, estos cambios son similares a los que se producen en personas que padecen Alzheimer[52]. Este estudio sugiere que la enfermedad de las encías puede actuar como un iniciador de la enfermedad de Alzheimer.

Estos hallazgos subrayan que la importancia de una buena higiene oral tiene implicaciones que van más allá de la mera preservación de la dentadura.

Las concusiones o conmociones

Las concusiones son lesiones traumáticas leves. Leves en este caso significa que no son una amenaza a la vida. No obstante, una sola concusión puede causar daños al cerebro y cuando se repiten son extremadamente peligrosas. A pesar de que nuestro cerebro está protegido por el líquido cerebroespinal el cual actúa como un amortiguador, es un órgano muy delicado con una consistencia semejante a la de la gelatina.

Las concusiones pueden producirse como resultado de un golpe o una fuerte sacudida. La sacudida no tiene que ser directamente al cerebro. Una fuerte sacudida al cuerpo puede hacer que el cerebro se mueva rápida y violentamente dentro del cráneo. Esto puede causar daños a las células nerviosas y cambios químicos en el cerebro. Cuando ocurre una concusión por lo general toma alrededor de una semana en lo que la química del cerebro vuelve a la normalidad. En los niños y niñas los síntomas de una concusión por lo general persisten durante más tiempo que en los adultos[53].

Algunas concusiones pueden causar inconsciencia, pero en la mayoría de los casos esto no sucede. Tras sufrir una concusión pueden presentarse síntomas tales como dolor de cabeza o sensación de presión en la cabeza, confusión, amnesia acerca del evento que causó la concusión, sensibilidad a la luz o a los ruidos, náuseas, vómitos, mareo, irritabilidad y zumbido en los oídos. No obstante, también es posible sufrir una concusión y no darnos cuenta. Las concusiones repetidas, especialmente aquellas que causan inconsciencia pueden aumentar el riesgo de posteriormente padecer de daños cognitivos y enfermedad de Alzheimer. Sin embargo, también es cierto que una sola concusión sin pérdida de consciencia puede ser de tal naturaleza que más que duplique el riesgo de desarrollar demencia[54]. Se ha descubierto que un golpe que produzca una lesión traumática hace que se genere en el cerebro una forma anormal de una proteína llamada tau asociada con la enfermedad de Alzheimer. Esta proteína tiene el potencial de esparcirse a través del cerebro causando daños a las células nerviosas y problemas de memoria[55].

En años recientes se ha prestado mucha atención a este tema debido a los casos de pérdida de facultades mentales causados por concusiones sufridas por participantes de deportes tales como el boxeo, el futbol americano, el soccer y el hockey sobre hielo.

En un estudio en el que se llevaron a cabo escaneos detallados del cerebro de jugadores de hockey que habían sufrido concusiones se encontraron señales de que la capa de mielina que protege las neuronas se había aflojado dos semanas luego de haber sufrido la concusión. También se encontró que luego de dos meses la capa de mielina retornó a su estado normal. Estos resultados apoyan la idea de que para prevenir daños mayores debe esperarse más tiempo que lo que normalmente se hace antes de que un jugador que ha sufrido una concusión retome su actividad deportiva ya que otro golpe antes de que la capa de mielina se recupere pudiera causar un deterioro irreversible[56].

El peligro de las concusiones lo ejemplifica el caso de un jugador de fútbol americano de 21 años de la Universidad Estatal de Washington llamado Tyler Hilinski que en enero de 2018 se suicidó. Una autopsia del cerebro llevada a cabo en la clínica Mayo demostró que Hilinski sufría de encefalopatía traumática crónica, una enfermedad degenerativa del cerebro asociada a traumas repetidos en el cerebro. Esta es una condición que causa numerosos problemas, entre ellos pérdida de memoria, dificultades para controlar conductas impulsivas, depresión y eventualmente demencia. Según el examinador médico el cerebro de este joven era como el de una persona de 65 años[57]. Esta condición ha sido observada en boxeadores y participantes en deportes de contacto, sin embargo, es muy difícil estimar el nivel de riesgo. En un estudio de 111 jugadores profesionales de fútbol americano fallecidos, investigadores de la Universidad de Boston encontraron que 110 de ellos tenían señales de esta condición[58]. Ahora bien, este estudio fue llevado a cabo con cerebros donados por los familiares de los futbolistas fallecidos los cuales sospechaban que estos padecían de alguna condición cerebral. Por esta razón se ha señalado que esta muestra no es representativa. Otros estudios con atletas aún vivos han reportado resultados distintos[59]. Esto indica que realmente no conocemos todos lo que debiéramos acerca de este tema y que hace falta más investigación. Hay que recordar también que existen grandes diferencias individuales en cuanto a la resistencia a las concusiones.

Los atletas que han participado en deportes de contacto durante mayor número de años, lo cual los expone a gran cantidad de golpes a la cabeza, también están expuestos a un riesgo mucho mayor de sufrir de enfermedad con cuerpos de Lewy lo cual a su vez puede desembocar en enfermedad de Parkinson y demencia[60].

En jugadores de fútbol americano de nivel universitario se ha encontrado evidencia de que las concusiones pueden tener efectos duraderos que comienzan a edades tempranas y que aun los golpes repetitivos que no son lo suficientemente severos como para causar una concusión pueden producir daños[61]. Estos daños se reflejan en problemas de memoria y balance. Muchos de estos efectos pueden ser permanentes.

Una sola temporada de participación en el fútbol americano puede ser suficiente para producir cambios microscópicos a la estructura de la materia gris del cerebro. Los cambios se producen como resultado de golpes repetitivos durante un corto periodo, aun cuando estos no hayan sido lo suficientemente fuertes como para ocasionar una concusión. Estos son hallazgos de un estudio con jugadores de 15 a 17 años en el que se utilizó un nuevo tipo de prueba de resonancia magnética llamada imagen de difusión por curtosis para examinar el cerebro de estos jugadores luego de finalizada una temporada de juego[62].

En el soccer, que es el deporte más practicado en el mundo, también se producen colisiones entre jugadores las cuales pueden resultar en concusiones. La práctica de golpear el balón con la cabeza también puede ser perjudicial para el cerebro y afectar las funciones cognitivas. Hay que recordar que un balón de soccer puede alcanzar una velocidad de más de 100 kilómetros por hora en un juego profesional. Los jugadores que con más frecuencia golpean el balón con la cabeza presentan síntomas de concusión en proporción mucho mayor que jugadores que lo hacen infrecuentemente. Muchos de estos jugadores presentan síntomas tales como dolor de cabeza, mareos y confusión, aunque no se les haya diagnosticado una concusión[63]. En un estudio llevado a cabo en el Colegio de Medicina Albert Einstein se encontró que golpear el balón con la cabeza afecta, al menos temporeramente, funciones tales como la atención y la velocidad psicomotora. Los investigadores señalan la posibilidad de que estos cambios temporeros puedan traducirse en pequeños cambios cerebrales que provoquen deficiencias permanentes[64]. En otro estudio investigadores de universidad de Delaware encontraron que los impactos repetitivos de la cabeza con el balón causan sutiles problemas de balance[65]. Los daños al cerebro causados por golpear repetidamente el balón con la cabeza son mayores aún en las mujeres que juegan soccer que en los hombres según un estudio llevado a cabo por investigadores del Colegio de Medicina Albert Einstein en Nueva York[66].

Aparte de los deportes, las concusiones también pueden producirse como resultado de accidentes automovilísticos o en el trabajo, caídas o agresiones físicas.

El alcohol

Cuando una persona se embriaga sufre unas alteraciones obvias en su comportamiento y en sus habilidades. Habla torpe, tiempo de reacción lento, conducta temeraria o imprudente, incapacidad para tomar decisiones, problemas de memoria, dificultades para caminar, visión borrosa. Todo esto se debe a los efectos del alcohol sobre el cerebro. Claro está estos síntomas desaparecen unas horas después de que la persona deja de beber. Sin embargo, cuando una persona es un bebedor o bebedora empedernido, llega a sufrir unos efectos que no desaparecen al dejar de beber. Estos efectos son consecuencia de los daños causados al cerebro por el alcohol.

Muchas veces los daños son directamente causados por el alcohol. En otros casos los daños al cerebro son resultado de otros problemas de salud causados por el consumo crónico de alcohol, entre ellos: daños al hígado y deficiencias nutricionales. Por ejemplo, se sabe que el alcohol interfiere con la absorción de las vitaminas A, D y E. Muchos alcohólicos también desarrollan una deficiencia de vitamina B1 (tiamina) lo cual puede causar efectos neurológicos tales como problemas de memoria y movimiento. En algunos casos esto culmina en un serio trastorno cerebral conocido como el síndrome de Wernicke-Korsakoff.

El alcohol también afecta negativamente la calidad del sueño, reduciendo su capacidad restaurativa. Un estudio llevado a cabo en Finlandia concluyó que una sola bebida es suficiente para desmejorar la calidad del sueño y que el efecto es mayor mientras más se bebe[67] pudiendo llegar a reducir hasta un 39.2 por ciento la capacidad restaurativa de este.

Los cambios que ocurren el cuerpo con el correr de los años hacen que los efectos dañinos del alcohol sean mayores en las personas de edad avanzada. El alto consumo de alcohol durante muchos años puede causar tal nivel de confusión y problemas de memoria que se confundan con enfermedad de Alzheimer[68].

Mientras más se bebe y mientras más temprano en la vida se haya comenzado a beber mayor también será el riesgo de desarrollar síndrome metabólico con todos los efectos negativos que ya hemos visto[69].

El alcohol impide al cerebro deshacerse de las proteínas tóxicas conocidas como beta amiloide que son una de las características principales de la enfermedad de Alzheimer, lo que pudiera preparar el camino para esta condición[70].

El consumo de alcohol durante el embarazo y la lactancia también puede tener efectos negativos en el desarrollo cognitivo de los niños. En un estudio publicado en el número correspondiente a agosto de 2018 de la revista Pediatrics se encontraron deficiencias cognitivas en los niños o niñas de 6 a 7 años cuyas madres consumían alcohol durante el periodo de lactancia. Las deficiencias fueron mayores en el caso de las mujeres que consumieron más cantidad de alcohol.[71].

Fumar

Al fumar, la nicotina contenida en el cigarrillo llega al cerebro en cuestión de segundos. Una vez allí tiene efectos sobre el hipocampo, matando neuronas y haciendo que se detenga el proceso de formación de nuevas neuronas[72]. En un estudio conducido por científicos de las Universidades de Edimburgo en Escocia y McGill en Canadá y publicado en 2015 se halló que los fumadores tienen una corteza cerebral menos gruesa que los no fumadores[73]. Una corteza cerebral menos gruesa está asociada a disminución de las capacidades cognitivas. Aunque es normal que la corteza cerebral pierda algo de grosor a medida que se envejece el fumar parece acelerar este proceso. Los fumadores también pudieran tener un riesgo mayor de desarrollar calcificaciones en el hipocampo[74].

La nicotina del cigarrillo también puede afectar los genes causando daños en el cerebro y otros órganos de los hijos de madres y padres que fuman. En un estudio publicado en octubre de 2018 se encontró que los problemas en el cerebro causados por la nicotina pueden extenderse a varias generaciones. En este estudio se halló que la exposición a la nicotina por parte del padre puede causar alteraciones genéticas que ocasionen deficiencias cognitivas en sus hijos e incluso en sus nietos[75].

En septiembre de 2018 se publicaron los hallazgos de un estudio en el que se encontró que fumar aumenta el riesgo de enfermedad de Alzheimer y demencia vascular. Sin embargo, también se halló que luego de cuatro años o más de dejar de fumar el riesgo disminuye considerablemente[76].

Cuando el fumar se combina con el alcohol los daños pueden ser aún mayores. En un estudio publicado en la revista Alcoholism: Clinical & Experimental Research se encontró que fumar, además de causar daños de por sí, también aumenta la severidad de los daños causados por el alcohol en el cerebro[77].

Algunas personas piensan que los llamados cigarrillos electrónicos tienen menos riesgos a la salud que los cigarrillos convencionales. Sin embargo, existe evidencia de que estos pueden causar daños y muerte de las células que cubren el interior de las arterias[78], acumulación de grasas en el hígado y cambios en los genes que controlan los ritmos circadianos del cuerpo[79]. El vapor de estos cigarrillos también puede aumentar la producción de sustancias químicas inflamatorias y desactivar en los pulmones las células protectoras conocidas como macrófagos, produciendo efectos dañinos en los pulmones similares a los que se dan en los fumadores y en los que padecen de enfermedad pulmonar obstructiva crónica según un estudio publicado en agosto de 2018 en la revista Thorax[80].

Existe también la creencia de que fumar mariguana es inofensivo. Sin embargo, en el estudio más grande de su tipo llevado a cabo hasta ahora, científicos de la Clínica Amen en California, Google, la Universidad Johns Hopkins, la Universidad de California Los Ángeles y la Universidad de California San Francisco, en el cual se analizaron más de 62,000 tomografías del cerebro de sobre 30,000 personas, hallaron evidencia de un envejecimiento prematuro del cerebro equivalente 2.8 años en las personas que fumaban mariguana[81].

La hipertensión

La presión sanguínea elevada es una condición insidiosa que va progresivamente dañando diversos órganos de nuestro cuerpo sin que nos percatemos. En el cerebro, la hipertensión puede ocasionar múltiples y graves problemas. Los vasos sanguíneos del cerebro pueden sufrir daños con lo que se afecta el flujo de sangre[82]. Esto a su vez provoca lesiones que afectan parte de la materia blanca del cerebro.

En el cerebro de las personas hipertensas pueden ocurrir infartos incompletos y microsangrados (pequeños depósitos de sangre fuera de los vasos sanguíneos) que van paulatinamente deteriorando las capacidades cognitivas.

La hipertensión puede provocar lo que se conoce como ataques isquémicos transitorios. Estos son pequeños derrames cerebrales (apoplejías) en forma de un bloqueo del flujo sanguíneo en el cerebro que dura poco tiempo. Las personas que sufren de estos pequeños ataques están a riesgo de sufrir un derrame cerebral o apoplejía mayor, en el que ocurre muerte de tejido cerebral.

¿Qué es un derrame cerebral?

Un derrame cerebral o apoplejía ocurre cuando se interrumpe el flujo de sangre en algún área del cerebro. Como resultado, esa región del cerebro se ve privada del oxígeno y los nutrientes que necesita. Las apoplejías se dividen en dos tipos principales:

Isquémicas – causadas por un coágulo sanguíneo. La mayoría de las apoplejías son de este tipo.

Hemorrágicas – suceden cuando se rompe un vaso sanguíneo en el cerebro causando una hemorragia

Las apoplejías pueden causar daños permanentes, incluyendo parálisis, pérdida de memoria, problemas visuales y del habla.

Algunas personas sufren lo que se conoce como un ataque isquémico transitorio en el que la interrupción del flujo de sangre dura poco tiempo y del que es posible recuperarse sin aparentes problemas posteriores. Sin embargo, estos ataques pueden ir preparando el camino para el desarrollo de problemas cognitivos y demencia. En un estudio dado a conocer a finales de agosto de 2018 en el que se analizaron datos de sobre tres millones de personas se concluyó que sufrir una apoplejía aumenta alrededor de dos veces el riesgo de desarrollar demencia[83].

Las personas que mantienen un peso saludable, no fuman, consumen abundancia de frutas, vegetales y pescado y se ejercitan regularmente reducen grandemente el riesgo de sufrir un derrame cerebral. Esto es así aun en personas que poseen factores genéticos que las predisponen a sufrir derrames cerebrales[84].

Se cree que la hipertensión aumenta el riesgo de padecer un tipo de demencia conocido como demencia vascular que ocurre como resultado del estrechamiento y bloqueo de las arterias que llevan sangre al cerebro.

El daño a las arterias causado por la hipertensión también puede conducir a lo que se conoce como defecto cognitivo leve. Este es un estado intermedio entre los problemas de memoria y otros defectos cognitivos que ocurren usualmente con el envejecimiento y los problemas mucho más serios causados por la enfermedad de Alzheimer[85]. El defecto cognitivo leve puede aumentar cuatro veces el riesgo de llegar a padecer enfermedad de Alzheimer u otro tipo de demencia[86].

Cuidado con la corbata

En un estudio llevado a cabo en Alemania se encontró que una corbata apretada hasta sentirse ligeramente incómoda puede reducir el flujo de sangre hacia el cerebro en alrededor de 7.5 por ciento. Aunque en personas saludables esto no debe causar problemas mayores, las personas hipertensas, los fumadores y las personas de edad avanzada pudieran desarrollar dolores de cabeza, náusea y mareos. Si su trabajo le requiere usar corbata durante largas horas procure apretarla lo menos posible[87].

La hipertensión tiene efectos sobre el cerebro tanto a corto como a largo plazo. En un estudio con personas menores de 60 años se encontró que a mayor presión sistólica (el número más alto el cual representa la presión máxima que ejerce el corazón sobre las paredes de los vasos sanguíneos al latir) más pobre era el desempeño cognitivo[88]. La hipertensión también puede tener repercusiones más adelante en la vida. En un estudio publicado en junio de 2018 en el que se observaron 8,639 hombres y mujeres británicos durante 30 años se encontró que las personas cuya presión sistólica a la edad de 50 años era de 130 mm Hg o más tenían 38 por ciento mayor riesgo de desarrollar demencia en una etapa posterior de la vida[89]. La presión sistólica parece ser la más importante en cuanto al riesgo de pérdida cognitiva y demencia. En este estudio no se halló relación entre la presión diastólica (el número menor el cual representa la presión que la sangre ejerce cuando el corazón se relaja entre uno y otro latido) y el riesgo de demencia.

En otro estudio llevado a cabo con personas entre 40 y 65 años se utilizó una prueba de resonancia magnética con imágenes con tensor de difusión. Esta es una prueba que permite detectar alteraciones en las fibras de materia blanca. En esta prueba se detectaron alteraciones en varios tractos de materia blanca en el cerebro de las personas hipertensas. Igualmente, estos pacientes hipertensos obtuvieron un puntaje menor en pruebas cognitivas relacionadas con velocidad de procesamiento, funciones ejecutivas, memoria y tareas de aprendizaje relacionadas. Es importante señalar que estas tareas involucran regiones conectadas por la materia blanca cuya alteración se detectó en las pruebas de resonancia magnética ya señaladas y que los daños observados eran muy pequeños para ser detectados por pruebas convencionales[90]. Esto puede significar que la tarea destructiva de la hipertensión se va llevando a cabo poco a poco y que sólo es evidente cuando el daño causado ya es irreversible.

La inflamación

Cuando una herida se hincha, torna caliente, enrojecida y nos duele decimos que está inflamada. La inflamación es parte importante de la respuesta de nuestro sistema inmunológico a daños sufridos por los tejidos, a la presencia de sustancias irritantes y a la invasión de virus y bacterias. La inflamación ocurre cuando nuestro sistema inmunológico libera varias sustancias que ayudan a sanar las heridas y a combatir los agentes infecciosos. Entre estas sustancias encontramos unas pequeñas proteínas inflamatorias a las que se les da el nombre general de citocinas (o citoquinas). Las citocinas son importantes para regular la respuesta del sistema inmunológico ante las infecciones o las heridas.

Una variedad de citocinas se conoce como quimiocinas. Las quimiocinas dirigen las células inmunológicas hacia los lugares del cuerpo infectados o que han sufrido una lesión.

La inflamación es una respuesta útil y necesaria para la supervivencia de nuestro organismo. Sin ella cualquier herida o infección podría ser mortal. No obstante, la inflamación puede en algunos casos volverse problemática y dañina. Esto sucede cuando la inflamación se vuelve crónica, o cuando se produce de forma inapropiada, atacando a nuestros propios tejidos. En la medicina se utiliza el sufijo *itis* para identificar condiciones de salud caracterizadas por inflamación. Así tenemos bronquitis, apendicitis, artritis, hepatitis, gastritis, amigdalitis y otros.

Existen dos tipos de inflamación:

- Aguda - dura unos pocos días. Ocurre como respuesta a un golpe o herida o a una infección. La bronquitis, la apendicitis, el dolor de garganta como resultado de una gripe son ejemplos de inflamación aguda.

- Crónica – dura mucho tiempo. Ocurre en enfermedades como la osteoartritis, la artritis reumatoide, la enfermedad de Crohn, el lupus, alergias y asma[91]. La inflamación crónica ha sido asociada a daños a la materia blanca del cerebro, lo cual puede conducir a pérdida cognitiva y demencia[92]. La inflamación crónica en el interior de nuestro cuerpo es más común de lo que muchos piensan.

Sabemos que los efectos de la inflamación no se limitan al lugar donde está la lesión o la infección. Unas décadas atrás era común pensar que el sistema inmunológico y el sistema nervioso central (del cual el cerebro es la parte principal) no se relacionaban entre sí. Hoy sabemos que nuestro cerebro está activamente involucrado en la actividad del sistema inmunológico. Uno y otro se comunican entre sí por medio de las sustancias llamadas citocinas que ya hemos visto que están involucradas en el proceso inflamatorio. Estas sustancias son transportadas hacia el cerebro por la sangre. Una vez allí se unen a receptores dentro de los vasos sanguíneos del cerebro. También hay receptores de citocinas en algunos nervios como el vago que se conectan con ciertas áreas del sistema inmunológico. Estos nervios a su vez se comunican con el cerebro y se activan cuando ocurre una infección[93].

Nuestro cerebro también posee células inmunológicas y estas son activadas por las citocinas cuando ocurre una infección. Esto significa que una inflamación en cualquier parte del cuerpo puede conducir a una inflamación en el cerebro. El resultado de estos cambios producidos en el cerebro cuando sufrimos una infección es que desarrollamos fiebre, nos sentimos cansados, inapetentes y nuestro estado de ánimo disminuye. Estas son medidas que nuestro cuerpo toma para que descansemos, gastando así menos energía lo cual a su vez propicia una recuperación más rápida de la infección.

Normalmente estas alteraciones duran poco tiempo. Sin embargo, cuando su duración se prolonga o cuando los cambios son mayores de lo necesario, pueden producirse problemas tales como: depresión, deterioro cognitivo y dolor crónico.

En un estudio publicado en octubre de 2017 se encontró evidencia de que la inflamación reduce la cantidad de nuevas células nerviosas en el cerebro a la vez que acelera la muerte de las neuronas existentes[94]. La inflamación crónica también puede provocar un aumento en el nivel de cortisol lo cual, como ya hemos visto, puede causar daños en el cerebro y afectar nuestra memoria.

Algunas condiciones que pueden causar inflamación prolongada o crónica son: infartos cardiacos, cirugías, daños a los nervios periféricos y la quimioterapia. En las personas de edad avanzada las células que responden a la inflamación en el cerebro parecen hipersensibilizarse produciendo una respuesta inflamatoria exagerada aumentando el riesgo de depresión y pérdida cognitiva[95].

La dieta moderna es un factor contribuyente ya que muchos de los alimentos, tales como el azúcar, los alimentos fritos, las harinas refinadas y las carnes procesadas, que en la actualidad consumimos en grandes cantidades, promueven los estados inflamatorios.

La obesidad

La obesidad es un factor de riesgo para numerosas enfermedades tales como la diabetes, cáncer, hipertensión y enfermedades del corazón. Se sabe que la obesidad tiene marcados efectos negativos sobre las capacidades mentales. En una revisión de la literatura sobre este tema publicada en 2015 se encontró que existe evidencia de que las personas obesas de mediana edad presentan problemas cognitivos en las siguientes áreas: funcionamiento intelectual, desempeño y rapidez psicomotora, construcción visual, formación de conceptos, capacidad para alternar entre diferentes tareas y toma de decisiones[96].

Según un estudio publicado en 2012 las personas obesas que además tienen al menos dos de los siguientes factores experimentan una más rápida pérdida de sus capacidades cognitivas que otras personas[97]:

- padecen hipertensión o están tomando medicamentos para controlarla
- tienen u bajo nivel de colesterol de alta densidad (el llamado colesterol bueno)
- elevado nivel de glucosa en la sangre
- toman medicamentos para la diabetes
- tienen un alto nivel de triglicéridos
- toman medicamentos para el colesterol

Estas alteraciones cognitivas son, al parecer, resultado de varios cambios en la estructura y la química cerebral ocasionados por la obesidad. La obesidad se ha relacionado con atrofia en diversas áreas del cerebro. Partes de los lóbulos frontales de las personas obesas, tienden a ser más delgados que los de las no obesas. También, otras regiones tales como el tálamo y el hipocampo tienen un volumen menor en las personas obesas[98].

Según los autores de un artículo sobre la relación entre la obesidad y las funciones cognitivas y motoras publicado en la revista Neural Plasticity la obesidad pudiera afectar los procesos cognitivos de diversas maneras. Señalan que la obesidad puede afectar la estructura del cerebro, causar deficiencias en la regulación de la leptina (una hormona producida por las células grasas que actúa sobre el hipotálamo suprimiendo el apetito cuando ya hemos ingerido suficiente alimento) y la insulina, aumentar el estrés oxidativo, afectar la función cerebrovascular, la barrera hematoencefálica (una capa de células localizada en el interior de los vasos sanguíneos del cerebro que permite el paso de nutrientes, pero bloquea la entrada de toxinas, bacterias y virus) y promover la inflamación[99].

Cuando la obesidad se combina con pérdida de masa muscular el riesgo de pérdida cognitiva pudiera ser aún mayor. Existe evidencia de que las personas que combinan ambas condiciones, lo cual se conoce como obesidad sarcopénica tienen una menor memoria de trabajo, flexibilidad, autocontrol y orientación que otras personas según un análisis de varios estudios publicado en la revista Clinical Interventions in Aging[100].

Otra forma de obesidad que parece ser particularmente perjudicial para el cerebro es la que se da con gran acumulación de grasa en el área del abdomen. Estas son personas cuya cintura es muy grande en relación con sus caderas. Las personas que tienen este tipo de obesidad pueden sufrir una reducción en sus funciones cognitivas probablemente causada por problemas inflamatorios generados por la grasa alrededor de la cintura según estudios recientes[101] [102]. Según los resultados de un estudio publicado en la revista Neurology en enero de 2019, las personas con este tipo de obesidad tienen en promedio un menor volumen en la materia gris del cerebro[103]. Sin embargo no está claro si la obesidad es la causa de esto o si por el contrario la reducida materia gris es la causante de la obesidad.

El envejecimiento

El cerebro humano comienza a atrofiarse durante la tercera década de la vida[104]. Cada década, a partir de los cuarenta años el cerebro humano pierde alrededor del 5 por ciento de su volumen[105]. Con el paso de los años también la transmisión de información entre neuronas se reduce en algunas áreas del cerebro, los estados inflamatorios aumentan y el flujo sanguíneo disminuye[106]. El hipocampo y los lóbulos frontales disminuyen de tamaño lo cual afecta la formación de memorias y las capacidades cognitivas. La capacidad de llevar a cabo varias tareas a la vez se reduce debido a una disminución en la velocidad de procesamiento de información, se comienzan a tener problemas para encontrar palabras y recordar nombres y disminuye la capacidad de prestar atención. Gran parte de estos cambios se producen como resultado del daño causado por los radicales libres, la modificación de la composición de los ácidos grasos de las membranas de las neuronas y los estados inflamatorios.

La mayoría de las personas que padecen de enfermedad de Alzheimer tiene 65 años o más y cada año que pasa a partir de esta edad aumenta la probabilidad de desarrollar este u otro tipo de demencia. Cerca de una tercera parte de las personas de 85 años en adelante padece de enfermedad de Alzheimer[107].

Un proceso que se da en muchas personas a medida que envejecen es lo que se conoce como deterioro de la memoria asociado a la edad. En realidad, este es un proceso que puede comenzar antes de los treinta años, pero se hace notable a partir de los cincuenta años. Sin embargo, no se da igual en todas las personas. Algunas personas retienen prácticamente intacta su memoria hasta edades avanzadas mientras que otras declinan a temprana edad. En condiciones normales (es decir, si no se padece de alguna condición neurológica) con el paso de los años ocurren varios cambios relacionados con la memoria. La memoria episódica (la memoria de experiencias y eventos específicos) tiende a ser la primera que sufre deterioro. La memoria de trabajo o corto plazo disminuye relativamente poco, la memoria procedimental (parte de la memoria a largo plazo que tiene que ver con llevar a cabo acciones o tareas tales como caminar, correr bicicleta o tocar el piano) generalmente disminuye muy poco y la memoria semántica (la parte de la memoria a largo plazo que tiene que ver con ideas, conceptos y el conocimiento general que se ha adquirido a través de toda la vida, incluyendo el vocabulario, el nombre de los colores, los sonidos de las letras, los nombres de países, etc.) puede incluso mejorar un poco.

El deterioro de la memoria asociado a la edad se debe a una serie de cambios que ocurren en el cerebro, entre ellos:

- Una reducción en los niveles de varios neurotransmisores y hormonas
- Pérdida de neuronas
- Atrofia del cerebro – a medida que se envejece el cerebro pierde tamaño y peso debido a la pérdida de neuronas y daños a los axones y dendritas de las neuronas

- Aumento en el tamaño de los ventrículos – estos son espacios llenos de un líquido incoloro llamado líquido cefalorraquídeo o fluido cerebroespinal. Un modesto aumento en el tamaño de los ventrículos ocurre normalmente con el paso de los años. Sin embargo, en las personas que presentan deterioro de la memoria asociado con la edad el aumento es mayor. En la enfermedad de Alzheimer es aún mayor.
- Disminución del flujo sanguíneo al cerebro
- Encogimiento del tejido cerebral – los surcos del cerebro se agrandan y los giros se encogen
- Acumulación de proteínas tóxicas que forman placas y enredos que entorpecen el funcionamiento de las neuronas[108]
- Según hallazgos recientes al envejecer unas células del cerebro llamadas astrocitos reactivan el proceso de eliminar conexiones entre células nerviosas. Esto afecta principalmente regiones como el cerebelo y el hipotálamo[109].

Sin embargo, no todo son malas noticias. No todas las personas pierden capacidades de la misma manera. Por otra parte, la pérdida severa de memoria, inteligencia y otras capacidades cognitivas no forman parte del proceso normal de envejecimiento, sino que más bien ocurren como consecuencia de enfermedades. Como veremos más adelante en este libro la alimentación, el ejercicio y muchos otros factores ejercen una gran influencia y pueden ayudar a retrasar y en algunos casos revertir los cambios negativos en el cerebro. Hoy también sabemos que el cerebro humano mantiene la capacidad de crear nuevas neuronas hasta edades avanzadas.

Medicamentos

Muchos medicamentos ejercen efectos sobre el cerebro. En algunos casos los efectos causados por los medicamentos cesan al descontinuar el medicamento o son reversibles con el correr del tiempo. Sin embargo, en otros casos los daños y problemas causados pueden ser permanentes. Algunos de los medicamentos que pueden causar problemas serios son:

Las benzodiazepinas. Estos son medicamentos recetados para combatir la ansiedad. Entre ellos se encuentran: lorazepam (Ativan), diazepam (Valium), temazepam (Restoril), alprazolam (Xanax). El uso de estos medicamentos se ha asociado con un elevado riesgo de demencia[110].

Algunos medicamentos que se utilizan para la tratar el insomnio como: zolpidem (Ambien) zaleplon (Sonata) y eszopiclone (Lunesta) pueden causar problemas cognitivos[111]. En el caso de zolpidem existe evidencia que apunta a que pudiera aumentar el riesgo de desarrollar demencia[112].

Desde hace varios años se estudian los efectos sobre el cerebro de ciertos medicamentos conocidos como anticolinérgicos. Estos son medicamentos que bloquean la acción de un neurotransmisor llamado acetilcolina. Este tipo de medicamento se utiliza para tratar varias condiciones, entre ellas: incontinencia urinaria, enfermedad pulmonar obstructiva crónica, asma, alergias, desórdenes gastrointestinales y los síntomas de la enfermedad de Parkinson. Algunos medicamentos antidepresivos son también anticolinérgicos.

En un estudio publicado en 2016 se analizaron alrededor de cien medicamentos con propiedades anticolinérgicas[113]. Algunos se pueden conseguir sin receta médica mientras que otros la requieren. En este estudio se encontró una marcada relación entre el uso de los medicamentos de efecto anticolinérgico medio y alto y el desarrollo de demencia, aunque no se prueba una relación causal, es decir, que los medicamentos hayan causado la demencia. No obstante, se halló que el cerebro de las personas que ingerían estos medicamentos no funcionaba tan bien como el de las personas que no los utilizaban. El cerebro de las personas que usaban estos medicamentos era más pequeño que el de las que no los usaban, especialmente en áreas relacionadas con la memoria y otras destrezas del pensamiento. Se observó también una reducción en el metabolismo de la glucosa De hecho, se encontró que estas personas tenían menores destrezas de pensamiento que las que no utilizaban estos medicamentos.

En dos estudios publicados en abril de 2018 en el British Medical Journal se volvió a encontrar que el uso prolongado de varios de estos medicamentos está asociado a un aumento en el riesgo de demencia[114].

En estos estudios, sin embargo, el aumento en el riesgo se observó en los pacientes que utilizaban anticolinérgicos para problemas urinarios, enfermedad de Parkinson y depresión. No se encontró una relación entre otros tipos de anticolinérgicos y un aumento en el riesgo de padecer demencia.

Algunos de los principales medicamentos anticolinérgicos en estas tres categorías son:

- Para la enfermedad de Parkinson: procyclidine (Kemadrin) trihexyphenidyl (benzhexol, Artane, trihex)
- Para problemas de la vejiga: Oxybutynin (Ditropan XL, Oxytrol), Tolterodine (Detrol), Darifenacin (Enablex), Solifenacin (Vesicare), Trospium, Fesoterodine (Toviaz)
- Antidepresivos: amitriptyline (Elavil) paroxetina (Paxil) dosulepin o dothiepin (Prothiaden)

Otros medicamentos que pueden afectar las funciones cognitivas son los antihistamínicos utilizados en el tratamiento de las alergias, los relajantes musculares, los antipsicóticos y algunos antiepilépticos.

Los antibióticos conocidos como fluoroquinolonas entre los que se encuentran levofloxacino (Levaquin), ciprofloxacino (Cipro) y moxifloxacino (Avelox) pueden causar en algunas personas problemas neurológicos y psiquiátricos, entre ellos desorientación, problemas de atención y memoria, ataques de pánico y depresión. Existe evidencia de que algunas personas poseen una variante de un gen que causa que se acumulen niveles muy elevados de este antibiótico en las células, incluyendo las del cerebro[115].

Ciertas estatinas (medicamentos utilizados para reducir el colesterol) como el atorvastatin (Lipitor), lovastatin (Mevacor), and simvastatin (Zocor) pueden causas problemas de memoria y deficiencias cognitivas. Estas pertenecen a un grupo de estatinas predominantemente lipofílicas, es decir, que tienden a combinarse con las grasas o disolverse en estas. Estas estatinas penetran con facilidad en el cerebro. Otras estatinas como Pravastatin (Pravachol), rosuvastatin (Crestor), and fluvastatin (Lescol) que pertenecen al grupo de estatinas predominantemente hidrofílicas (que tienen afinidad por el agua) no parecen causar estos problemas[116].

A medida que envejecemos ocurren cambios en la función del hígado y los riñones, al igual que cambios en el cerebro. Estos cambios tienen el efecto de hacernos más sensibles a los efectos secundarios de los medicamentos sobre nuestra memoria y otras capacidades cognitivas[117].

La pérdida auditiva

Una causa de pérdida cognitiva que es, muchas veces ignorada, es la pérdida de audición. Existe abundante evidencia de que las personas que no oyen bien tienen una mayor probabilidad de sufrir pérdida cognitiva y demencia.

La pérdida de audición es común en personas de edad avanzada. Se ha estimado que una tercera parte de las personas de más de 65 años padecen de algún grado de pérdida auditiva.

En un estudio publicado en 2011 se encontró que una pérdida leve de audición estaba asociada a un riesgo dos veces mayor, una pérdida moderada con un riesgo tres veces mayor y una pérdida severa con un riesgo cinco veces mayor de desarrollar demencia[118]. Los investigadores en ese momento expresaron no saber si la pérdida auditiva era una causa de demencia o si por el contrario la pérdida auditiva era resultado de los cambios cognitivos causados por la incipiente demencia. Sin embargo, estudios más recientes apoyan la creencia de que la pérdida auditiva afecta negativamente al cerebro y aumenta el riesgo de demencia y pérdida cognitiva[119]. Un estudio internacional publicado en revista médica The Lancet incluye la pérdida auditiva como uno de los factores de riesgo para desarrollar demencia que pueden ser corregidos[120]. En otro estudio publicado en julio de 2017 en el que se incluyeron 783 personas se encontró que las personas que reportaron haber sido diagnosticadas con pérdida auditiva tendían a obtener un menor puntaje en varias pruebas de habilidad cognitiva tales como velocidad de procesamiento de información, coordinación motora y flexibilidad de pensamiento. También tenían una probabilidad mucho mayor de sufrir defecto cognitivo leve[121].

Se ha encontrado que las personas con pérdida auditiva no tratada sufren una pérdida cognitiva mayor que las personas con audición normal. El uso de audífonos para mejorar la audición, por su parte, disminuye la pérdida cognitiva en las personas que sufren de pérdida auditiva[122]. En la Universidad de Texas en el Paso se estudió el impacto del uso de audífonos en personas que sufrían de pérdida auditiva. Estas personas fueron sometidas tanto antes como después de comenzar a utilizar audífonos a pruebas cognitivas para medir su memoria de trabajo, atención selectiva y velocidad de procesamiento de información. Se encontró que tras el uso de audífonos el puntaje en estas pruebas mejoró significativamente[123].

Investigadores de la Universidad de Manchester siguieron durante 18 años una población de personas de 50 años o más y encontraron que los que usaban audífonos podían recordar mejor una lista de palabras tanto inmediatamente como luego de transcurrido algún tiempo[124].

El problema de pérdida auditiva y sus consecuencias dañinas para el cerebro puede comenzar en la juventud. En mayo de 2018 se dieron a conocer los resultados de un estudio llevado a cabo en la Universidad Estatal de Ohio en el que se encontró que los jóvenes que padecen de una pérdida auditiva mínima están colocando sobre su cerebro una carga que puede tener graves consecuencias más tarde en la vida y que puede allanar el camino para el desarrollo de demencia. Este tipo de pérdida auditiva es común en jóvenes que asisten a conciertos en los que se escucha música a un volumen muy elevado o que utilizan audífonos para escuchar a una elevada cantidad de decibeles[125]. En pruebas de resonancia magnética el cerebro de estos adultos jóvenes (entre 18 y 41 años) con pérdida auditiva mostró cambios en la forma de procesar el lenguaje que típicamente se ven en personas mayores de 50 años.

En un estudio publicado en febrero de 2018 se encontró que las personas que padecen de pérdida de audición central están a un mayor riesgo de sufrir defecto cognitivo leve. La pérdida de audición central es causada por problemas en el tallo cerebral u otra región del cerebro. Las personas con esta condición pueden escuchar los sonidos, pero se les dificulta entenderlos.

No podemos afirmar categóricamente que la pérdida auditiva es una causa de demencia. Sin embargo, la pérdida auditiva causa cambios en el cerebro que pudieran contribuir a la pérdida cognitiva[126]. También conduce al aislamiento social de las personas lo cual es dañino para nuestro cerebro y es una causa importante de pérdida cognitiva.

La soledad

Algunas personas pueden sentirse solas aunque tengan contacto regular con amistades y parientes. La soledad es un sentimiento subjetivo de que no encajo o no soy parte de las personas que me rodean. Una persona puede tener pocas amistades pero si se siente a gusto con ellas no se siente sola. Sin embargo otra persona puede estar rodeada de personas con las cuales no se siente a gusto, por lo que realmente está sola. Existen estudios en los que se ha encontrado que la soledad puede aumentar la probabilidad de desarrollar demencia. En un estudio llevado a cabo en la Escuela de Medicina de la Universidad Estatal de Florida con 12,000 participantes a los cuales se siguió durante 10 años, se halló que las personas que reportaron mayores sentimientos de soledad tuvieron una probabilidad 40 por ciento mayor de desarrollar demencia[127]. La soledad puede afectar el cerebro de varias maneras. Existe evidencia de que la soledad hace aumentar la inflamación en el cerebro[128]. La soledad también puede hacer que algunas personas incurran en conductas de riesgo tales como beber o dejar de ejercitarse. La falta del estímulo mental que provee la interacción social significativa es otra forma en que la soledad puede afectar negativamente el cerebro. La soledad, además, puede tener efectos dañinos sobre otros órganos. Los pacientes de fallo cardiaco que se sienten solos tienen un riesgo más de tres veces mayor de morir que los que no se sienten solos según un estudio publicado en mayo de 2018 en el Journal of the American Heart Association[129].

Muchas personas invierten gran parte de su tiempo en las redes sociales. Sin embargo, el contacto con "amistades" a través de este medio no puede realmente sustituir el contacto personal con amigos y familiares. Investigadores de la Universidad de Pennsylvania dividieron 143 estudiantes de esa universidad que tenían cuentas de Facebook, Snapchat e Instagram en dos grupos. A un grupo se le instruyó que continuaran utilizando como era su costumbre estas tres redes sociales. Al segundo grupo se le instruyó que se limitaran a diez minutos diarios por cada una de las tres plataformas (es decir treinta minutos en total). A todos se les pidió que suministraran los datos de sus teléfonos. Luego de una serie de pruebas a través de tres semanas, se encontró que los estudiantes que redujeron el tiempo invertido en las redes sociales tuvieron también una reducción significativa en sus sentimientos de soledad y depresión[130]. Parece ser que invertir demasiado tiempo en las redes sociales tiene el efecto de aislarnos y hacernos sentir más solos o solas, en lugar de acercarnos más a otras personas. No permita que las redes sociales sustituyan la verdadera amistad. Su cerebro se lo agradecerá.

Por otra parte, según un estudio publicado en el American Journal of Geriatric Psychiatry, el uso de chats de video tales como Skype y FaceTime para comunicarse con amistades y familiares puede ayudar a prevenir la depresión en personas mayores. Estos medios se distinguen por permitir una interacción cara a cara en lugar de meramente desplazarse a través de una página para leer comentarios o ver fotos y videos[131].

La soledad tiende a tener efectos más dañinos en los hombres que en las mujeres. Los hombres que se sienten solos tienden a caer más fácilmente en estados depresivos. La soledad también tiende a acortar la vida de los hombres más que la de las mujeres.

La contaminación ambiental

Un factor que muchas veces pasamos por alto al discutir las causas de pérdida cognitiva es la contaminación ambiental. Sin embargo, en años recientes se ha reconocido cada vez más que la contaminación ambiental, especialmente la contaminación del aire, afecta grandemente nuestro sistema nervioso y particularmente el cerebro. Por ejemplo, se cree que la contaminación del aire puede ser responsable de 30 por ciento de los derrames cerebrales a nivel mundial[132].

En Ciudad de México las personas están expuestas a un alto grado de contaminación del aire en forma de materia particulada (una mezcla de pequeñas gotas de líquido y partículas sólidas) y ozono. En estudio publicado en 2018 se encontró que en los cerebros de niños tan jóvenes como 11 meses y los de adultos jóvenes sujetos a esta conta-minación ya se encontraban presentes características propias de la enfermedad de Alzheimer[133]. Los investigadores creen que estos efectos son causados por pequeñas partículas de aire contaminado que entran al cerebro a través de la nariz, los pulmones y el tracto gastro-intestinal. Estas partículas de contaminación no sólo pueden atacar directamente al cerebro, sino que también pueden hacerlo de manera indirecta provocando la liberación de sustancias que promueven la inflamación. Las partículas más pequeñas son aún más peligrosas para el cerebro que las más grandes.

Las partículas de aire contaminado pueden también contribuir al desarrollo de diabetes, aún a niveles que hasta ahora se han conside-rado seguros, según los hallazgos de un estudio publicado en el número correspondiente a julio de 2018 de la revista The Lancet Planetary Health[134]. Las partículas de aire contaminado y el óxido de nitrógeno producido por los automóviles también tiene efectos dañinos sobre el corazón, produciendo un agrandamiento de las cámaras del corazón lo cual muchas veces precede a un fallo cardiaco[135]. Recordemos que un buen funcionamiento del corazón y el sistema cardiovascular es de gran importancia para la salud del cerebro.

En otro estudio publicado en septiembre de 2018 en el British Medical Journal se halló que las personas residentes en las áreas de mayor contaminación de aire en Londres tenían una mayor probabili-dad de ser diagnosticadas con demencia en años subsiguientes que las que vivían en áreas de menos contaminación. En esta investigación se analizaron datos de sobre 130,000 personas entre 50 y 79 años[136].

Investigadores de la Universidad de Toronto en Canadá encontraron que los residentes de la provincia de Ontario que viven a 50 metros o menos de una carretera tienen un riesgo 12 por ciento mayor de desarrollar demencia que los que viven a 200 metros o más[137]. Debemos tomar en cuenta que una persona que vive a 50 metros o menos de una carretera principal está expuesta a un nivel de contaminación que puede ser 10 o más veces mayor que una que vive a 200 metros.

Otro grupo de investigadores de la Universidad de Pekín y de la Escuela de Salud Pública de la Universidad de Yale llevó a cabo un estudio en China en el que se encontró que la contaminación del aire afecta negativamente la capacidad cognitiva y que los efectos son mayores a medida que las personas envejecen. Se halló también que los efectos son mayores en los hombres que en las mujeres[138].

En otro estudio se encontró que la presencia de niveles elevados en la sangre de un compuesto llamado DDE que se produce a partir del pesticida DDT está relacionada con un mayor riesgo de desarrollar enfermedad de Alzheimer[139].

Otro tipo de compuestos, que contienen fósforo y que se conocen como organofosfatos, se hallan en pesticidas ampliamente utilizados en la agricultura, la jardinería y en el hogar. Los organofosfatos entran en contacto con las personas a través del agua, el aire y los alimentos. Se ha encontrado que estos compuestos pueden causar daños al cerebro de los niños y niñas por nacer[140]. Esto no es de sorprender ya que la forma en que los organofosfatos trabajan es interrumpiendo las señales en el sistema nervioso y el cerebro es el órgano principal del sistema nervioso.

Las carnes procesadas, los refrescos de soda de color oscuro y diversos alimentos horneados contienen fosfatos añadidos para mejorar el sabor y preservar su frescura. El elevado consumo de estos productos puede hacer que se exceda por mucho la cantidad de fósforo requerida por el cuerpo causando osteoporosis y daños a los riñones, al igual que problemas cardiacos y metabólicos. En un estudio publicado en encro de 2019 se encontró que los elevados niveles de fosfatos parecen llevar a desarrollar un estilo de vida sedentario[141]. Esto puede deberse a los cambios metabólicos inducidos por el exceso de fósforo.

La exposición frecuente o prolongada a disolventes orgánicos tales como la acetona, el benceno o los que se encuentran en pinturas, barnices, limpiadores caseros, pesticidas y numerosos otros productos representa también un riesgo para el cerebro. Muchos trabajadores de fábricas en las que están expuestos a una variedad de estos compuestos desarrollan problemas de memoria, atención y psicomotores. La exposición a estas sustancias puede aumentar en un 50 por ciento el riesgo de desarrollar esclerosis múltiple. En las personas que portan un gen que las hace más susceptibles de desarrollar esta enfermedad y en las que fuman, el riesgo aumenta mucho más[142]. La esclerosis múltiple es una enfermedad en la que el sistema inmunológico ataca la capa de mielina en el cerebro y/o el cordón espinal lo cual entorpece o detiene los mensajes entre el cerebro y el resto del organismo.

La contaminación sónica, es decir, aquella causada por el exceso de ruidos también afecta negativamente nuestro cerebro. Muchas personas que viven en grandes ciudades están expuestas a niveles nocivos de ruido. Otras personas, por la naturaleza de su trabajo también están expuestas. Según un estudio presentado en noviembre de 2018 en una reunión de la Asociación Americana del Corazón, la exposición a ruidos excesivos provoca un aumento en la actividad de la amígdala, una región del cerebro relacionada con el estrés y además aumenta los niveles de inflamación en las arterias[143]. Esto, a su vez hace que aumente el riesgo de enfermedades cardiovasculares y derrames cerebrales. En este estudio se encontró que el riesgo de sufrir un ataque cardiaco o un derrame cerebral es más de tres veces mayor en las personas sometidas a los más altos niveles de contaminación por ruidos. El riesgo de la contaminación sónica para el cerebro no se limita a un aumento en la posibilidad de sufrir un derrame cerebral ya que, como hemos de ver más adelante, lo que es dañino para el corazón y las arterias también es dañino para el cerebro y es bien sabido que las enfermedades cardiovasculares causan numerosos daños al cerebro.

Puntos principales del capítulo

El funcionamiento de nuestro cerebro depende de numerosos factores entre ellos el oxígeno y nutrientes que le llegan a través de la sangre. Por tanto, la alimentación, el estado de nuestros pulmones y la condición de nuestro corazón y arterias son vitales para el funcionamiento del cerebro. Cualquier cosa perjudicial a estos u otros órganos también puede afectar negativamente a nuestro cerebro.

Los siguientes son factores principales que contribuyen al deterioro del cerebro y nuestras capacidades cognitivas.

- La mala alimentación
- La vida sedentaria
- El estrés y la ansiedad
- La depresión

- La falta de sueño
- La diabetes y el síndrome metabólico
- La enfermedad de las encías o enfermedad periodontal
- Las concusiones
- El alcohol
- Fumar
- La hipertensión
- La inflamación
- La obesidad
- El envejecimiento
- Ciertos medicamentos
- La pérdida auditiva
- La soledad
- La contaminación ambiental

Todos estos factores, excepto el envejecimiento, pueden ser prevenidos o modificados. En el caso del envejecimiento es importante señalar que muchos de los cambios en el cerebro que antes se atribuían a la edad son más bien resultado de enfermedades y estos otros factores que hemos considerado. Nuestro cerebro mantiene hasta edades muy avanzadas la capacidad de formar nuevas conexiones e incluso crear nuevas neuronas. Si tratamos bien nuestro cerebro, envejecer no tiene por qué ser sinónimo de perder la capacidad de aprender.

Capítulo 3

Nutrición para el cerebro

EL CEREBRO ES el órgano más importante del cuerpo y gasta una enorme cantidad de energía relativa a su tamaño. Necesita una gran cantidad de combustible y nutrientes para llevar a cabo su función como el centro de control del organismo. El combustible y los nutrientes que el cerebro requiere provienen de los alimentos que consumimos.

Existe buena cantidad de evidencia de que algunos alimentos pueden ayudar al cerebro a mantenerse saludable mientras que, tal como vimos en un capítulo anterior, otros hacen que envejezca rápidamente y afectan negativamente sus capacidades.

Los alimentos que son buenos para el cerebro son también buenos para el resto del organismo y ayudan a combatir, controlar y prevenir numerosas condiciones tales como la diabetes y la hipertensión que a su vez causan daños al cerebro. Los alimentos que vamos a considerar no sólo pueden ayudar a prevenir estas enfermedades, sino que también pueden actuar directamente sobre el cerebro protegiéndolo y manteniéndolo saludable hasta edades avanzadas.

La nutrición influye sobre numerosos aspectos de la función cerebral, entre ellos los neurotransmisores, las enzimas, la creación de nuevas sinapsis y el metabolismo[1].

En mayo de 2018 se publicaron los resultados de un estudio llevado a cabo en Holanda en el que participaron sobre 4,000 personas con una edad promedio de 66 años en el que se descubrió que los que consumían una dieta alta en vegetales, frutas, nueces, granos integrales y pescado tenían un mayor volumen cerebral[2]. Esto no significa que la dieta haga que nuestro cerebro aumente de tamaño sino más bien que los alimentos que consumimos ayudan a proteger nuestro cerebro de la reducción en tamaño que ocurre al envejecer.

Algunos de los mejores alimentos para el cerebro

El arándano azul (blueberry)

El arándano azul es una de las frutas más saludables que podemos consumir. Es una de las que contiene mayor cantidad de antioxidantes. Estas son sustancias que nos protegen del daño causado por los radicales libres y el estrés oxidativo.

Los arándanos azules contienen una gran cantidad de un tipo de antioxidantes llamado flavonoides, pertenecientes a la familia de los polifenoles. Uno de los principales flavonoides que contienen los arándanos azules se conocen como antocianinas. Estos compuestos poseen, además, propiedades antiinflamatorias.

Los arándanos azules benefician nuestra salud de múltiples maneras. Ayudan a reducir la presión sanguínea, a evitar la oxidación del colesterol, y pueden ayudar al metabolismo de la glucosa.

Uno de los efectos de los radicales libres y el estrés oxidativo es causar un envejecimiento prematuro del cerebro. Los antioxidantes de los arándanos azules combaten el estrés oxidativo y promueven que nuestro cerebro se mantenga joven. En un estudio publicado en marzo de 2012 se encontró que un elevado consumo de flavonoides, particularmente aquellos contenidos en los arándanos azules y las fresas puede retrasar el deterioro cognitivo en personas de edad avanzada. Se estimó que el beneficio puede ser equivalente a dos y medio años[3].

En marzo de 2017 se publicó otro estudio con personas entre 65 y 77 años. Se encontró que los que ingirieron durante doce semanas un jugo de arándano azul concentrado, equivalente a 230 gramos (unas 8 onzas) de la fruta mostraron una mejora en el flujo sanguíneo al cerebro, función cognitiva (diversos procesos mentales, entre ellos aprendizaje, memoria, velocidad de procesamiento, fluidez verbal razonamiento y atención, relacionados con el procesamiento de información, la adquisición de conocimiento y la aplicación de este) y activación del cerebro mientras tomaban pruebas cognitivas[4].

Los arándanos azules pueden ser de ayuda para las personas que padecen de defecto cognitivo leve, que muchas veces es una etapa que culmina en enfermedad de Alzheimer. En un estudio 47 personas de 68 años en adelante que presentaban esta condición se dividieron en dos grupos. A uno de los grupos se le suministró diariamente un polvo de arándano azul equivalente a una taza de esta fruta. Al segundo grupo se le proporcionó un placebo (sustancia inerte). En los que ingirieron el polvo de arándano azul se registró una mejora en el desempeño cognitivo. También presentaron una mejor memoria y un mejor acceso a palabras y conceptos. Pruebas de resonancia magnética funcional mostraron también un aumento en la actividad cerebral de los que ingirieron el polvo de arándano azul[5].

En base a este y otros estudios se considera que el arándano azul no sólo puede ayudar a las personas que padecen los problemas de memoria asociados al defecto cognitivo leve, sino que, además puede ayudar a que esta condición no culmine en enfermedad de Alzheimer.

Según los hallazgos de un estudio presentado en junio de 2018 en una reunión de la Asociación Americana para la Nutrición el consumo de arándanos y otros tipos de bayas, así como el de vegetales está asociado a un menor riesgo de parkinsonismo, un grupo de problemas neurológicos que causan síntomas similares a los de la enfermedad de Parkinson[6].

La remolacha

La remolacha contiene una buena cantidad de nutrientes tales como: ácido fólico, manganeso, cobre y potasio. También aporta una apreciable cantidad de fibra. Existe evidencia de que el jugo de remolacha puede mejorar el flujo de oxígeno hacia el cerebro y de que pudiera mejorar el desempeño cognitivo. La remolacha también contiene un compuesto llamado betanina, que es el que le da su característico color rojo, el cual puede ayudar a evitar algunos cambios químicos que se producen en el progreso de la enfermedad de

Alzheimer[7]. También se ha descubierto que ingerir jugo de remolacha antes de hacer ejercicio ayuda a mejorar los efectos positivos del ejercicio sobre el cerebro[8]. Se ha encontrado, además, que un vaso de remolacha al día es suficiente para reducir significativamente la presión sanguínea en personas hipertensas[9].

La betanina y otros compuestos parecidos que se hallan en la remolacha poseen propiedades antiinflamatorias. La betanina es también uno de varios compuestos antioxidantes presentes en la remolacha que trabajan de forma distinta a las de otros antioxidantes que se encuentran en otras frutas y vegetales. Se cree que estos compuestos pueden ayudar a la salud de los ojos y los nervios.

La betanina y otros compuestos similares presentes en la remolacha se afectan con los largos tiempos de cocción. Una forma de reducir el tiempo de cocción y retener una mayor cantidad de compuestos benéficos es cortarla en pedazos sin removerle la piel y hervirlas al vapor durante 15 minutos.

La granada

Según un estudio publicado en la revista Proceedings of the National Academy of Sciences el jugo de granada puede, ayudar a prevenir el endurecimiento de las arterias (arterioesclerosis), una condición en la cual una placa formada varias sustancias, entre ellas colesterol, grasa y calcio se acumula dentro de las arterias eventualmente tapándolas, obstruyendo así el paso de la sangre[10]. Más aún, se halló que el jugo de granada puede también ayudar a revertir el progreso de esta condición. Estos efectos probablemente se deban al elevado contenido de antioxidantes contenido en el jugo de granada el cual se encontró en este estudio que es mayor que el de otras frutas. Esto es de gran importancia para la salud de nuestro cerebro ya que el deterioro de las arterias es una causa principal de daños al cerebro y pérdida de capacidades cognitivas.

Existe evidencia de que la granada puede ayudar a proteger la memoria. En un estudio se halló que un grupo de personas de edad media y avanzada con problemas de memoria asociados a la edad obtuvieron una mejora en una prueba de memoria luego de ingerir 8 onzas diarias de jugo de granada durante cuatro semanas[11]. Un estudio llevado a cabo con pacientes sometidos a cirugía cardiaca provee evidencia adicional. Los problemas de memoria son comunes luego de este tipo de cirugía. Se cree que esto se debe a problemas de isquemia (restricción del flujo sanguíneo) causados por pequeños coágulos sanguíneos desalojados durante la cirugía. En este estudio se encontró que un grupo de pacientes sometidos a cirugía cardiaca que recibieron un extracto de granada no sólo preservaron intacta su memoria luego de la cirugía sino que incluso registraron una mejora respecto a su estado anterior. Por el contrario, los que no recibieron el extracto de granada tuvieron problemas de memoria tras la cirugía[12].

La granada también posee importantes propiedades antiinflamatorias.

El chocolate negro (dark chocolate)

El chocolate negro es aquel que contiene una elevada cantidad de cacao y poco o ningún producto lácteo. El chocolate negro contiene una gran cantidad de antioxidantes pertenecientes a la clase de los polifenoles entre los que se hallan unos compuestos llamados flavanoles que ayudan a reducir la presión arterial y mejorar el flujo de la sangre. Se ha encontrado que consumir chocolate negro también puede ayudar a evitar los daños a la piel causados por la exposición excesiva al sol[13]. Los beneficios del chocolate negro se extienden al cerebro. En un estudio publicado en la revista Journal of Cardiovascular Pharmacology se encontró que una dosis de cacao conteniendo 450 miligramos de flavanoles incrementó el flujo de sangre a la materia gris del cerebro[14]. Los autores de este estudio señalan que este resultado sugiere que los flavonoles del cacao tienen el potencial de ser usados en el tratamiento de problemas vasculares, la demencia y las apoplejías.

Otro compuesto que se encuentra en el chocolate negro es un tipo de polifenol llamado resveratrol que se cree puede ayudar a combatir el cáncer, la diabetes, la enfermedad de Alzheimer y enfermedades cardiacas.

En abril de 2018 se presentaron los hallazgos de dos estudios en los que se encontró que el consumo de chocolate negro con una concentración de 70 o más por ciento de cacao tiene efectos positivos sobre la memoria, niveles de estrés, estado de ánimo, el sistema inmunológico y los niveles de inflamación[15]. También se ha planteado la posibilidad de que el chocolate negro promueva la neuroplasticidad, es decir, la capacidad del cerebro para reorganizarse y crear nuevas conexiones[16].

En España se llevó a cabo un estudio en el que se encontró una asociación entre el consumo habitual de chocolate y un mejor desempeño en una prueba estándar de estado cognitivo. En este estudio el consumo de chocolate negro también se asoció con una menor probabilidad de defecto cognitivo leve[17].

Además de su alto contenido de antioxidantes, el chocolate negro contiene una buena cantidad de diversos nutrientes entre ellos: manganeso, cobre, hierro y magnesio. También contiene una considerable cantidad de fibra.

Antes de salir corriendo a comprar chocolate debemos recordar que no nos estamos refiriendo a las barritas de chocolate que comúnmente se venden en los supermercados y que contienen leche y azúcar como algunos de sus principales ingredientes. Ese tipo de chocolate contiene muy poco cacao y por consiguiente muy pocos flavonoles. Por otra parte, la leche que se le añade al chocolate evita que los antioxidantes de éste sean absorbidos eficientemente por nuestro cuerpo. Peor aún es el llamado chocolate blanco que no contiene sólidos de cacao, que es donde se encuentran los compuestos benéficos del chocolate negro, pero contiene azúcar, productos de leche, mantequilla de cacao (que es la parte grasa del cacao), vainilla y lecitina de soya. El chocolate negro, por el contrario, contiene poca cantidad de azúcar, grasas y leche, pero contiene al menos 70 por ciento de cacao. Como regla general, mientras más alto porcentaje de cacao mejor. El chocolate negro es naturalmente amargo debido a su alto contenido de polifenoles. Por lo general mientras más amargo mayor contenido de cacao y de polifenoles.

El pescado graso

El consumo de casi cualquier clase de pescado es bueno para nuestra salud. Podemos decir que el pescado es uno de los mejores alimentos que podemos consumir. Ahora bien, se sabe que cierto tipo de pescado es el más beneficioso de todos y que, entre otras cosas, es de gran ayuda para la salud de nuestro cerebro. Este es el pescado graso proveniente por lo general de aguas frías. Entre estos podemos mencionar: el salmón, la caballa, el atún, las sardinas, el arenque, la trucha y las anchoas. El atún ha sido señalado por contener altos niveles de contaminación por mercurio. Si consume atún prefiera la variedad "chunk light" ya que contiene mucho menos mercurio que el atún blanco o albacore[18].

El pescado graso es una muy buena fuente de vitamina D y proteínas. Se ha encontrado que la vitamina D ayuda mejorar las capacidades cognitivas, entre ellas la velocidad de procesamiento de información en el cerebro[19]. El pescado graso es la mejor fuente de un tipo de grasa poliinsaturada llamada Omega 3 que provee numerosos beneficios y es necesaria para el funcionamiento del cerebro. Las grasas Omega 3 también reducen el nivel de colesterol en la sangre y ayudan a prevenir problemas cardiacos. Un estudio reciente encontró una relación entre un mayor nivel de Omega-3 en la sangre y un envejecimiento más saludable[20]. El pescado graso contiene una gran cantidad de ácido docosahexaenoico (DHA), un tipo de Omega-3 de gran importancia para el desarrollo del cerebro y los ojos en el feto y luego del nacimiento. El DHA es especialmente importante durante los últimos tres meses del embarazo[21]. Cuando la dieta de la madre es deficiente en DHA las neuronas del bebé no se desarrollan bien y la cantidad de conexiones entre estas es limitada.

En un estudio llevado a cabo en Ghana y publicado en el Journal of Nutritional Biochemistry se halló una relación entre mayores niveles de Omega-3, especialmente DHA, y un mejor desempeño cognitivo en niños y niñas de dos a seis años[22].

El DHA posee grandes propiedades antiinflamatorias y se ha encontrado que tiene efectos benéficos en enfermedades tales como el asma, la artritis reumatoide, la osteoporosis, la enfermedad coronaria, la sepsis o septicemia, el cáncer, el síndrome de ojo seco y la degeneración macular relacionada con la edad[23]. También puede ser de beneficio para evitar daños y propiciar la recuperación en casos de apoplejías isquémicas[24].

Nuestro cuerpo también manufactura, a partir del ácido docosahexaenoico, una sustancia llamada neuroprotectina D1 que ayuda a proteger el cerebro y la retina contra el estrés oxidativo[25].

El otro tipo de ácido graso omega-3 es el ácido eicosapentaenoico (EPA). Este posee importantes propiedades antiinflamatorias.

El consumo de pescado y suplementos de aceite de pescado parece estar asociado a un menor riesgo de desarrollar esclerosis múltiple, según los hallazgos de un estudio dado a la luz pública en marzo de 2018[26].

En otro estudio llevado a cabo en el Centro de Enfermedad de Alzheimer y Trastornos de la Memoria del Hospital Rhode Island se encontró que el uso de suplementos de aceite de pescado estaba asociado a una superior capacidad cognitiva y un mayor volumen cerebral en el hipocampo y la corteza cerebral. Estas son áreas importantes para la memoria y el pensamiento[27].

Sin embargo, algunos estudios han producido resultados conflictivos en cuanto a los beneficios cognitivos de las grasas Omega 3. Según una investigación llevada a cabo con adultos jóvenes las grasas Omega 3 pueden ayudar a mejorar la memoria de trabajo[28]. En otro estudio con mujeres que habían llegado a la edad de la menopausia se encontró una relación entre el nivel de los dos ácidos grasos Omega 3 (DHA y EPA) en los glóbulos rojos de la sangre y un mayor volumen cerebral[29]. No obstante, otro estudio llevado a cabo con mujeres de 65 años en adelante no encontró relación entre un elevado nivel de Omega 3 en la sangre y los cambios cognitivos asociados con la edad. Las grasas Omega 3 son transportadas al cerebro por medio de unas sustancias producidas en el hígado llamadas plasmalógenos. Según hallazgos recientes una deficiencia en la producción de esta sustancia puede evitar que las grasas Omega 3 lleguen al cerebro[30].

Investigadores de la Universidad de Liverpool encontraron que existen más de 180 trabajos de investigación cuyos datos sugieren que los aceites contenidos en el pescado pueden minimizar el daño causado por la comida chatarra. Esto es de gran importancia si tomamos en cuenta que esta comida, con elevadas cantidades de azúcar refinada y grasas saturadas tienen efectos nocivos sobre el proceso de creación de nuevas neuronas[31].

El consumo de pescado también puede elevar el nivel del colesterol de alta densidad. Este es el que se conoce como colesterol bueno el cual se cree que ayuda a evitar enfermedades cardiovasculares[32].

Recientemente se ha prestado atención a una proteína que se encuentra en todos los peces, pero es especialmente abundante en el bacalao, la carpa, el arenque y la gallineta nórdica. Esta proteína se conoce como beta parvalbumin. En la Universidad de Tecnología Chalmers en Suecia se realizó un estudio en el que se halló que esta proteína puede ayudar a prevenir cambios en ciertas proteínas del cerebro que son típicos de la enfermedad de Parkinson y que el consumo de pescado con niveles elevados de parvalbumin pudiera ayudar a prevenir esta enfermedad[33]. Estos resultados significan que los efectos favorables del consumo de pescado no se limitan a su contenido de Omega 3 y que el consumo de pescado puede ser preferible al consumo de cápsulas de Omega 3.

Las grasas ¿buenas o malas?

Aunque algunas personas piensan que el consumo de grasa es nocivo a la salud, lo cierto es que nuestro cuerpo requiere cierto consumo de grasa para funcionar. La grasa es necesaria para la construcción de la membrana de las células y la capa de mielina que rodea muchas células nerviosas. La grasa es también una importante fuente de energía y sin grasa sería imposible absorber varias vitaminas y minerales. Sin embargo, hay distintos tipos de grasa y no todas tienen el mismo efecto en nuestro cuerpo.

Todas las grasas están compuestas por una cadena de átomos de carbono unidas a átomos de hidrógeno. El número de átomos de hidrógeno unidos a los átomos de carbono, así como la forma y el largo de la cadena de carbono es lo que diferencia los distintos tipos de grasa. En las grasas saturadas todos los espacios disponibles están ocupados o "saturados" por átomos de hidrógeno. Estas grasas son sólidas a temperatura ambiente. El queso, la mantequilla, la leche entera, las carnes rojas, el helado, la crema son alimentos con un alto nivel de grasas saturadas. Algunos aceites vegetales como el de coco y el de palma también contienen grasas saturadas.

Se recomienda limitar el consumo de este tipo de grasa ya que puede aumentar el nivel de colesterol de baja densidad (el colesterol malo).

Las grasas monoinsaturadas tienen un enlace doble entre átomos de carbono, lo que resulta en dos átomos de hidrógeno menos que las grasas saturadas. Estas grasas son líquidas a temperatura ambiente. El aceite de oliva, el aceite de canola, el aguacate y la mayoría de las nueces contiene una alta cantidad de grasas monoinsaturadas.

Las grasas poliinsaturadas tienen dos o más enlaces dobles entre átomos de carbono. Las grasas poliinsaturadas son grasas esenciales. Esto significa que son necesarias para diversas funciones de nuestro cuerpo, pero este no puede producirlas por carecer de las enzimas necesarias de modo que tienen que ser suplidas por la dieta. Hay dos tipos principales de grasas poliinsaturadas: las omega-3 y las omega-6. Varios aceites entre ellos el de soya, el de girasol, el de maíz, el de algodón, el de lino y el de canola, las semillas de calabaza, el huevo, diversos tipos de carne, varios tipos de nueces contienen buenas cantidades de omega-6. El aceite de soya se ha convertido en la principal fuente de omega-6 ya que por ser barato se utiliza en numerosos alimentos procesados. Las grasas omega-6 tienen importantes funciones relacionadas con la salud de los huesos, el crecimiento de la piel y el pelo, el metabolismo y las funciones reproductivas. Nuestra dieta moderna tiende a suplir una gran cantidad de omega-6 y muy poca cantidad de omega-3. Uno de los problemas con esto es que las grasas omega-6 son proinflamatorias. Las grasas omega-3 por su parte son antiinflamatorias. La inflamación como ya hemos dicho tiene importantes funciones en nuestro cuerpo, ya que nos ayuda a proteger contra las infecciones y las heridas, pero cuando se sale de control puede causar grandes daños. Por esto es importante un balance en el consumo de grasas omega-3 y omega-6. Una forma de lograr esto es evitando el consumo de los aceites con niveles elevados de omega-6 y los alimentos procesados que los contienen.

Las nueces

Todas las variedades de nueces son buenas para nuestra salud. Según un estudio longitudinal (un tipo de investigación en el que se obtienen datos de un mismo grupo de personas a través del tiempo) publicado en 2013 las personas que consumen nueces más de tres veces a la semana tienen un menor riesgo de morir por cualquier causa, entre ellas cáncer y enfermedades cardiovasculares que las que no consumen nueces. Sin embargo, en el caso del cáncer fue únicamente con las nueces de Castilla (walnut en inglés) que se observó que mientras más se consumían menor el riesgo de morir de cáncer[34].

La nuez de Castilla es particularmente beneficiosa para nuestro cerebro. Contiene numerosos micronutrientes y es rica en grasas poliinsaturadas, entre ellas ácido alfa linolénico un tipo de omega-3 que nuestro cuerpo puede convertir en cantidades limitadas a DHA y EPA.

Existe también evidencia de que el consumo regular de nueces de Castilla está asociado a un menor riesgo de diabetes tipo 2 una enfermedad que, como ya hemos visto, puede ser causa de deterioro del cerebro y pérdida cognitiva[35]. En un estudio llevado a cabo en la Universidad de California se encontró que las personas que consumían tres cucharadas diarias de nueces de Castilla tenían un 47 por ciento menor riesgo de desarrollar diabetes tipo 2 que las que no consumían estas nueces.

Se ha encontrado que el consumo de nueces en general puede mejorar a la memoria, los procesos cognitivos y las funciones motoras en animales de edad avanzada. Se cree que esto se debe al menos en parte a su alto contenido de grasas poliinsaturadas[36]. Por otra parte, las nueces de Castilla también contienen una buena cantidad de polifenoles que ayudan a reducir los estados inflamatorios y el estrés oxidativo en el cerebro[37].

Se ha demostrado que el consumo de diversos tipos de nueces y en particular de nueces de Castilla mejora los procesos cognitivos en personas de edad avanzada[38].

En un estudio publicado en el Journal of Alzheimer's Disease se indica que una dieta que incluya diariamente entre una y una y media onza de nueces de Castilla pudiera retardar el comienzo, hacer más lento el progreso o prevenir la enfermedad de Alzheimer. Una de las características de la enfermedad de Alzheimer es el daño oxidativo causado por la proteína beta amiloide. Según los autores de este estudio el alto contenido de antioxidantes de las nueces de Castilla puede proteger de los cambios degenerativos producidos por esta enfermedad[39].

En 2017 se publicó otro estudio en el que se encontró que el consumo regular de diversos tipos de nueces tiene efectos pronunciados sobre el fortalecimiento de varias frecuencias de ondas cerebrales asociadas a procesos tales como: aprendizaje, memoria, cognición, y curación. Los pistachos produjeron el mayor aumento en las ondas gamma que son de gran importancia para mejorar la retención de información, el procesamiento cognitivo, el aprendizaje, la retención de información, la percepción y los movimientos oculares rápidos durante el sueño[40].

El maní o cacahuate se incluyó en el estudio a pesar de que en realidad no es una nuez sino una legumbre y produjo el mayor aumento en las ondas delta que están asociadas a la salud inmunológica y el sueño profundo.

Las nueces, especialmente las almendras y las avellanas son ricas en vitamina E. La vitamina E es un importante antioxidante que protege las células del daño causado por el estrés oxidativo y cuyo consumo se ha asociado a una reducción en la pérdida cognitiva relacionada con la edad[41].

El anacardo o cajuil es otro tipo de nuez que posee efectos benéficos. Contiene unas sustancias conocidas como ácidos anacárdicos que pudieran ser de ayuda contra los cambios degenerativos que se producen en la enfermedad de Parkinson[42].

Muchas personas temen que el contenido de calorías en las nueces conduzca a un aumento de peso. Sin embargo, existen estudios que señalan que esto no es correcto. En 2017 se publicó un estudio que duró cinco años en el que participaron más de 370,000 hombres y mujeres. En este estudio se encontró que las personas que incluyeron nueces en su dieta tuvieron un menor aumento de peso y menos riesgo de desarrollar sobrepeso u obesidad que las que no incluían nueces en su dieta[43].

La cúrcuma

La cúrcuma es una especia que se obtiene de la Curcuma longa, una planta nativa de la India que se utiliza mucho en la cocina de ese país y de otros países asiáticos. Es la principal especia en el curry. Desde hace tiempo se le reconocen propiedades medicinales y en tiempos recientes se han llevado a cabo numerosos estudios acerca de estas. La cúrcuma contiene unos compuestos conocidos como curcuminoides. Estos son los que le dan su característico color anaranjado amarillento y son también responsables de muchas de sus propiedades medicinales. Algunos de estos compuestos son: la demetoxicurcumina, la bisdemetoxicurcumina y la curcumina que es el compuesto que más interés ha despertado por sus propiedades curativas y preventivas. La curcumina posee propiedades antiinflamatorias, antioxidantes, antiamiloides y se cree que probablemente anti tau. Esto es particularmente importante ya que las placas de proteína amiloide y los ovillos neurofibrilares formados por una forma modificada de la proteína tau son componentes principales de la enfermedad de Alzheimer. La inflamación (especialmente la inflamación crónica de bajo nivel) y los procesos oxidativos también forman parte importante en esta enfermedad.

En marzo de 2018 se publicó un estudio con 40 personas entre la edad 51 y 84 años que tenían problemas leves de memoria. De estas, 21 recibieron un compuesto de curcumina de 90 miligramos dos veces al día durante 18 meses, mientras que 19 recibieron un placebo[44]. Al comienzo del estudio y cada seis meses hasta terminar el estudio, todos los participantes tomaron pruebas cognitivas. En adición, 30 de los participantes (15 del grupo que ingirió curcumina y 15 del que ingirió el placebo) fueron sometidos a una tomografía por emisión de positrones del cerebro. Al final del estudio los que ingirieron el compuesto de curcumina demostraron una mejora de 28 por ciento en las pruebas de memoria mientras que los que recibieron el placebo no mostraron ninguna mejora significativa. Los que ingirieron la curcumina también mostraron una pequeña mejora en su estado de ánimo, lo cual no ocurrió en los otros.

En cuanto a los resultados de la tomografía del cerebro, se halló que los que ingirieron la curcumina redujeron la acumulación de proteínas beta amiloide y tau en el hipotálamo y la amígdala, regiones importantes para la memoria y las emociones[45].

En otro estudio se encontró que un compuesto llamado aromatic turmerone presente en la cúrcuma promueve la proliferación de células madre en el cerebro y su conversión a nuevas neuronas. Los autores del estudio indican que este compuesto es prometedor como un agente para apoyar la regeneración en enfermedades neurológicas[46].

Ya hemos mencionado los efectos benéficos para el cerebro del ácido docosahexaenoico (DHA). Pues bien, se ha descubierto que la curcumina complementa la acción del DHA en el cerebro y eleva sus niveles en el cerebro y el hígado[47].

En el cerebro existe una proteína llamada factor neurotrófico derivado del cerebro que es necesario para el desarrollo y supervivencia de las neuronas, las funciones cognitivas y la formación de nuevas sinapsis[48] lo cual es de vital importancia para el aprendizaje y la memoria. También ayuda a proteger el cerebro cuando este se encuentra bajo situaciones adversas[49]. Existe evidencia de que la curcumina tiene el potencial de elevar los niveles de esta sustancia[50].

A la cúrcuma también se le reconocen propiedades antidepresivas[51] y se cree que pudiera ser utilizada por sí sola o como un complemento a medicamentos antidepresivos[52] [53].

Si utiliza un suplemento de cúrcuma asegúrese que contenga extracto de pimienta negra llamado piperina o por la marca comercial Bioperine. Esta es la sustancia que le da su sabor a la pimienta negra. Se ha comprobado que esto mejora grandemente la absorción de la cúrcuma en nuestro cuerpo. También es importante no ingerirlo con el estómago vacío sino con algún alimento que contenga grasa.

El brécol y otros vegetales de hojas verdes

El brécol pertenece a la familia de los vegetales crucíferos. Otros vegetales que forman parte de esta familia son: la col de Bruselas, el repollo y la coliflor. El brécol contiene compuestos que pueden ayudar a reducir los efectos nocivos del estrés. Esto es importante para la salud de nuestro cerebro ya que el estrés causa un aumento en la producción de radicales libres en el cerebro al igual que en otros órganos[54]. Dos de los más estudiados compuestos del brécol son el sulforafano y el indole-3-carbinol. Se cree que estos compuestos ayudan a prevenir el cáncer, las enfermedades cardiovasculares y enfermedades neurodegenerativas (enfermedades que producen un deterioro mayor a medida que pasa el tiempo). Según un artículo publicado en la revista Phytochemistry Reviews todas estas enfermedades pudieran tener como vínculo común el hecho de cada una de ellas es agravada por la inflamación[55]. Existe evidencia de que el índole-3 carbinol[56] y el sulforafano[57] protegen contra la inflamación.

El brécol y otros vegetales crucíferos también pueden ayudar a reducir los niveles de tau, una proteína dañina que se acumula en el cerebro de las personas que desarrollan enfermedad de Alzheimer y que causa daños y eventualmente la muerte de las neuronas. Los vegetales crucíferos llevan a cabo esta tarea protectora activando otra proteína llamada Nrf2 que cumple importantes funciones en cuanto a mantener la salud de las células[58].

El sulforafano también puede ayudar a reducir los niveles de glucosa en la sangre contribuyendo a combatir la diabetes[59].

Además del brécol, existe evidencia de que, en general, el consumo de vegetales de hojas verdes tales como la col rizada o kale, la espinaca, el repollo, el berro, la lechuga romana, las acelgas o berza, la hoja de lechuga, la rúcula o rúgula es de beneficio para nuestro cerebro. Según un estudio con 960 participantes de 81 años de edad promedio llevado a cabo por investigadores de la Universidad Rush en Chicago se encontró que los que consumían mayor cantidad de vegetales de hojas verdes tuvieron una pérdida menor en pruebas de pensamiento y memoria que los que consumían menos. La diferencia a favor de los que más consumían vegetales de hojas verdes y los que menos consumían fue equivalente a ser 11 años más joven[60].

El té verde

El té verde es una bebida oriunda de la India y China. Se prepara con las hojas de la planta Camellia sinensis. De esta planta también se elabora el té negro y otro llamado oolong. La diferencia entre los tres tipos de té radica en la forma en que se elaboran. El té verde se hace con las hojas sin fermentar, el té oolong con las hojas semifermentadas y el té negro con las hojas fermentadas. Aunque el té negro también posee propiedades antioxidantes los estudios parecen indicar que el té verde proporciona mayores beneficios.

Durante siglos se ha hablado acerca de las propiedades curativas del té verde y en años recientes se han llevado a cabo una buena cantidad de estudios que comprueban que, en efecto posee la capacidad de ayudar a prevenir y combatir numerosas condiciones de salud. Entre los efectos que se cree tiene el té verde figuran: ayudar a prevenir varios tipos de cáncer; fortalecer el sistema inmunológico; prevenir la diabetes y la hipertensión; evitar el aumento de los niveles de colesterol; estimular el sistema nervioso central; ayudar reducir de peso, prevenir diversos males típicos del envejecimiento por medio de sus propiedades antioxidantes y proveer cierta protección contra las caries dentales.

En cuanto a sus beneficios para el cerebro, se ha encontrado que el consumo de té verde ayuda a reducir el riesgo de sufrir un derrame cerebral o apoplejía[61]. Esto aparentemente se debe a su poder antiinflamatorio y a su capacidad de reducir el colesterol de baja densidad. Algunos estudios indican que el té verde pudiera mejorar la reactividad vascular. Esta es una medida de la capacidad de los vasos sanguíneos para responder al estrés tanto físico como emocional[62].

En 2014 se publicó en la revista Psychopharmacology un estudio en el que se encontró evidencia de que un extracto de té verde puede mejorar las funciones cognitivas, y en particular la memoria de trabajo. En este estudio se descubrió que el extracto de té verde aumentó la conectividad entre la corteza frontal y la corteza parietal del cerebro. Según los autores del estudio este aumento de la conectividad cerebral estuvo acompañado de una tendencia a un mejor desempeño en varias tareas relacionadas con la memoria de trabajo. No obstante los resultados no alcanzaron significancia estadística[63]. Según los investigadores, es posible que el número de participantes (12 personas) en este estudio haya sido muy pequeño. Esta investigación también ha sido criticada porque la cantidad de extracto de té verde utilizada fue extremadamente grande (equivalente a 80 tazas de té).

En otro estudio llevado a cabo en China se halló que un compuesto principal del té verde llamado galato de epigalocatequina o EGCG tiene la capacidad de proteger contra los efectos de una dieta alta en grasas y fructosa sobre la memoria y la resistencia a la insulina. Recordemos que gran parte de la dieta moderna es de este tipo y se sabe que esta dieta provoca obesidad, resistencia a la insulina que puede desembocar en diabetes, y aumenta el riesgo de pérdida cognitiva a través de los años. En el estudio el EGCG también disminuyó los daños a las neuronas causados por ese tipo de dieta[64].

En otro estudio publicado en octubre de 2017 se obtuvo evidencia de que este mismo compuesto (EGCG) es capaz de interrumpir la formación de placas tóxicas de beta amiloide que son un componente principal de la enfermedad de Alzheimer[65]. Según Giuseppe Melacini, autor principal de este estudio una estrategia de prevención para el Alzheimer podría significar utilizar extractos de té verde o sus derivados comenzando años antes de que los síntomas se desarrollen[66].

Otro estudio sugiere que el té verde pudiera ayudar a preservar las células que liberan dopamina en el cerebro. Estas son células que se afectan y mueren en la enfermedad de Parkinson[67].

Se recomienda preparar el té verde como infusión, es decir, se hierve agua y se echa sobre tres o cuatro gramos de hojas de té o sobre el saquito de té ya preparado que se consigue en las tiendas de alimentos naturales y otros lugares y se deja entre 5 y 8 minutos. Se ha encontrado que el té preparado con agua destilada contiene una mayor actividad antioxidante y mayor concentración de los compuestos del té que cuando se prepara con agua de la pluma o grifo[68]. Por otra parte, se ha encontrado que la pimienta negra aumenta la absorción de la EGCG por lo que es una buena idea espolvorear un poco de pimienta negra molida sobre la ensalada, la sopa u otro alimento cuando consuma té verde juntamente con la comida. Los cítricos, especialmente el limón y la vitamina C ayudan a aumentar la efectividad del té verde, permitiendo que el cuerpo absorba mejor los antioxidantes[69]. Ingiera por lo menos dos tazas diarias. En algunas personas el té verde muy concentrado o ingerido con el estómago vacío puede causar molestias estomacales.

El té verde también se consigue en suplementos en forma de cápsula. Sin embargo, algunos de estos suplementos son sumamente concentrados y una sola cápsula puede contener tanto o más polifenoles que 50 tazas de té. Aunque poco frecuentes, existen casos en que esto ha causado problemas en el hígado[70].

El café

Existe evidencia de que el café ejerce diversos efectos benéficos sobre la salud. En cuanto al cerebro se ha encontrado que las personas que consumen café poseen un riesgo menor de desarrollar enfermedad de Alzheimer que los que no lo consumen. El grano de café contiene una sustancia conocida como EHT que en estudios con ratas ha demostrado beneficios tanto en el Alzheimer como en la enfermedad de Parkinson[71]. Por otra parte, la cafeína también parece ofrecer protección contra la pérdida de memoria y contra la acumulación de placas de amiloide características del Alzheimer[72]. También existe evidencia de que el café puede ayudar a prevenir la diabetes tipo 2, una enfermedad que cómo ya señalado está asociada a pérdida cognitiva y enfermedades como el Alzheimer y el Parkinson[73].

Se ha encontrado que el café tostado oscuro provee más protección que los tostados más claros. Una de las razones parece ser que el café tostado oscuro contiene mayor cantidad de un compuesto llamado fenilindano que se forma al tostar el grano y que ayuda a evitar la aglomeración de beta amiloide y tau dos proteínas que han sido relacionadas con el Alzheimer y la enfermedad de Parkinson[74].

En diciembre de 2018 se publicaron los hallazgos de un grupo de investigadores de la Universidad de Rutgers, localizada en Nueva Jersey, acerca de la cafeína y otra sustancia también presente en el café llamada EHT. En esta investigación se halló que ambas sustancias trabajando juntamente pueden ayudar a proteger el cerebro de la acumulación de proteínas tóxicas características tanto de la enfermedad de Parkinson como de la demencia con cuerpos de Lewy[75]. Como veremos en el capítulo 8, este es un tipo de demencia que ataca con frecuencia a las personas que sufren de Parkinson.

Como es bien sabido no es conveniente tomar café cerca de la hora de dormir. Tampoco se debe exagerar. El consumo de 500 o más miligramos de cafeína (el equivalente de seis tazas) al día puede causar problemas tales como insomnio, nerviosismo, irritabilidad y ritmo cardiaco irregular.

La canela

La canela es una especia que se ha usado desde tiempos antiguos y a la que se le atribuyen numerosos efectos beneficiosos para la salud. Estudios recientes apuntan a que la canela cuenta entre sus propiedades algunas que son de beneficio para el cerebro. Al digerirse, la canela se convierte en una sustancia llamada benzoato de sodio que a su vez induce un aumento en los factores neurotróficos. Estas son sustancias químicas en el cerebro que protegen las neuronas existentes y estimulan la creación de nuevas neuronas[76]. En otra investigación llevada a cabo con ratas en el Centro Médico de la Universidad Rush en Chicago se encontró que la canela puede revertir los daños causados al cerebro por la enfermedad de Parkinson[77]. En otro estudio en este mismo lugar se halló que la canela estimuló la plasticidad del hipocampo en ratones y mejoró su capacidad de aprendizaje[78].

Si consume canela no lo haga juntamente con vitamina C ya que la combinación de altas dosis de benzoato de sodio y vitamina C produce una sustancia carcinógena. Algunos tipos de canela contienen una sustancia llamada coumarin que puede afectar el hígado de algunas personas sensitivas a esta sustancia. La mejor canela es la que se conoce como canela verdadera o canela de Ceilán ya que contiene muy poca cantidad de coumarin[79]. Su única desventaja es que es más cara que otros tipos de canela.

El aguacate

El aguacate se distingue de otras frutas en que contiene una menor cantidad de carbohidratos y una elevada cantidad de grasas saludables. La mayor parte de la grasa del aguacate es un tipo de grasa monoinsaturada conocida como ácido oleico. El ácido oleico es el componente graso principal del aceite de oliva por lo que el aguacate comparte muchos de los efectos benéficos de este aceite. Existe evidencia de que el aguacate ayuda a reducir el nivel de colesterol y triglicéridos en la sangre. Se ha encontrado también que el aguacate es uno de los mejores alimentos para combatir el síndrome metabólico.

El aceite de aguacate puede ser más efectivo que los antioxidantes presentes en muchas frutas y vegetales en cuanto a combatir los radicales libres en las mitocondrias de las células (orgánulos encargados de la producción de energía), lugar donde muchos de los antioxidantes presentes en frutas y vegetales no pueden penetrar.[80]. El ácido oleico también ayuda a reducir los niveles de inflamación que como ya hemos visto es un factor que contribuye al deterioro del cerebro[81]. El aguacate contiene una buena cantidad de luteína. Este es un carotenoide relacionado a la vitamina A que se ha encontrado puede ayudar a retardar la pérdida cognitiva. En un estudio con 40 adultos de 50 años en adelante se encontró que tras consumir un aguacate diario durante seis meses se registró un aumento en el nivel de luteína tanto en el cerebro como en los ojos. También se encontró que la memoria de trabajo y la habilidad para resolver problemas mejoraron significativamente[82].

El huevo

Algunas personas evitan el consumo de huevos pensando en su elevado contenido de colesterol. Sin embargo, el impacto de los huevos sobre el colesterol en la sangre es sumamente pequeño cuando se le compara con las grasas saturadas y las grasas hidrogenadas o trans. La mayoría de las personas (excepto las diabéticas) pueden consumir hasta siete huevos a la semana sin riesgo de aumentar su probabilidad de desarrollar enfermedades cardiacas[83]. Más aún, existe evidencia de que el consumo moderado de huevo (hasta seis huevos a la semana) puede ayudar a reducir el riesgo de enfermedades cardiovasculares y apoplejías[84] [85]. Los huevos contienen proteína de alta calidad, numerosas vitaminas, carotenoides, fosfolípidos y otras sustancias bioactivas[86], entre ellas luteína.

En la Universidad de Finlandia Oriental se realizó un estudio en el que se halló que el consumo de un huevo diario está asociado a un menor riesgo de desarrollar diabetes tipo 2 y un menor nivel de glucosa en la sangre[87]. En otro estudio llevado a cabo en la misma universidad se encontró que el perfil de la sangre de las personas que consumían huevos contenía moléculas grasas típicamente encontradas en las personas que no sufren diabetes[88].

La fibra

Algunos de los alimentos que hemos mencionado, como las nueces (especialmente las nueces de Castilla, las pacanas y las almendras), el brécol, los arándanos y fresas son también ricos en fibra alimentaria. Otros alimentos con alto contenido de fibra son: la avena, el arroz integral, los granos integrales y las habichuelas. La fibra puede impulsar la producción de un tipo de ácido graso llamado butirato que posee propiedades antiinflamatorias. Esta sustancia ayuda a reducir la inflamación que se produce como resultado del envejecimiento en las células cerebrales conocidas como microglía entre cuyas funciones están limpiar el tejido nervioso de desechos y células muertas y defender el cerebro de toxinas e infecciones[89].

Vitaminas C y E

Existe evidencia de que cuando las vitaminas C y E, se consumen juntamente tienen efectos mayores que cada una por separado y que son de beneficio para el cerebro[90]. Según los hallazgos de un estudio llevado a cabo en la Universidad Johns Hopkins en Maryland esta combinación protege las neuronas del daño causado por los radicales libres y pudiera reducir el riesgo de llegar a sufrir de la enfermedad de Alzheimer. Para lograr este efecto se necesitan dosis más elevadas que las que se consumen en la dieta típica por lo que se requeriría un suplemento si no se tiene una dieta que provea una cantidad adecuada de estas vitaminas. Los tres tipos de dieta que consideraremos en breve contienen cantidades mayores de estos nutrientes que los que normalmente se consumen en la dieta típica por lo que no sería necesario un suplemento. Se piensa que la vitamina C actúa potenciando o recargando las propiedades antioxidantes de la vitamina E de modo que esta pueda permanecer más tiempo haciendo su trabajo de eliminar los radicales libres[91].

Las personas que sufren síndrome metabólico, una condición que, como ya hemos visto, padecen muchas personas y que es dañina para la estructura y funcionamiento del cerebro necesitan una mayor cantidad de estas dos vitaminas. La vitamina E es una de las más difíciles de obtener a través de la dieta moderna por lo que la deficiencia es extremadamente común. Se ha estimado que más del 90 por ciento de la población no consume la cantidad adecuada de vitamina E en su dieta[92].

En primer lugar, en las personas con síndrome metabólico parece presentarse una mayor cantidad de estrés oxidativo por lo que se requieren mayores niveles de la actividad antioxidante de la vitamina E[93]. Por otra parte, el cuerpo de estas personas no puede utilizar esta vitamina tan eficientemente como las que no sufren de esta condición. Por esta razón, para las personas que padecen de síndrome metabólico es importante consumir cantidades adicionales de vitamina E.

La vitamina C, por su parte, parece ser necesaria para romper el ciclo inflamatorio que se da en quienes sufren síndrome metabólico y ayudar a proteger y regenerar la vitamina E[94].

Las almendras, las pacanas (pecans), las avellanas, las semillas, las habichuelas soya, las espinacas, los aguacates, la batata, el tofú, los espárragos, los cereales integrales, el germen de trigo, el pan integral y la mayonesa contienen buenas cantidades de vitamina E. Los aceites tales como el de girasol, azafrán, maíz, soya y oliva contienen altas cantidades, especialmente si son prensados en frío y no refinados. De estos, el de oliva, especialmente el extra virgen, es el más saludable. Los otros contienen una elevada cantidad de grasas poliinsaturadas que se oxidan fácilmente por lo que no son recomendables para cocinar.

Un dato importante es que para ser absorbida por el cuerpo la vitamina E necesita ingerirse acompañada por cierta cantidad de grasas. Por esta razón las personas en dietas extremadamente bajas en grasas pueden correr el riesgo de una deficiencia. Lo mismo puede suceder con las personas que utilizan productos para reducir de peso que absorben las grasas. El exceso de calor y la oxidación al cocinar o al procesar los alimentos destruyen la vitamina E. Debido a esto, comer en exceso alimentos procesados o los que comúnmente se sirven en establecimientos de comida rápida puede contribuir a una deficiencia de esta vitamina.

La vitamina D

El cuerpo humano produce vitamina D cuando se expone a la luz solar. Sin embargo, hoy día es común para muchos pasar prácticamente todo el día en interiores por lo que no obtienen la suficiente exposición al sol para formar cantidades adecuadas de esta vitamina. Otras personas, por temor al cáncer de la piel, evitan a toda costa la exposición al sol. Esto, unido a las costumbres alimentarias de muchas personas, ha causado que una gran parte de la población de muchos países tenga una deficiencia de vitamina D[95]. Una idea del problema nos la da el hecho de que se ha estimado que más del 40 por ciento de la población de los Estados Unidos tiene deficiencia de vitamina D[96].

La vitamina D es de gran importancia para numerosas funciones de nuestro cuerpo y su deficiencia puede tener efectos sumamente dañinos. Los niveles bajos de vitamina D han sido relacionados con diabetes, osteoporosis, enfermedades cardiovasculares, obesidad, cáncer y enfermedades autoinmunes.

En numerosas regiones del cerebro existen receptores para la vitamina D[97]. También es conocido que la falta de vitamina D afecta negativamente al cerebro y disminuye las capacidades cognitivas. Un grupo de investigadores de la Universidad de Rutgers y la Universidad de California en Davis encontró que los niveles de vitamina D son más bajos en los pacientes de Alzheimer que en los que no padecen esta enfermedad. También descubrieron que la pérdida cognitiva es de dos a tres veces más rápida en personas de edad avanzada con deficiencia de vitamina D que en las que tienen niveles adecuados de esta vitamina[98].

La deficiencia de vitamina D también puede ser una causa de depresión. Un análisis sistemático de los estudios realizados sobre este tema publicado en 2013 concluyo que existe evidencia de que hay una relación entre una baja concentración de vitamina D y la depresión[99].

El pescado graso, el hígado y la yema de huevo son buenas fuentes alimentarias de vitamina D. Otros alimentos como la leche, el jugo de naranja y algunos cereales contienen vitamina D añadida.

Nuestro cuerpo necesita magnesio para poder producir y utilizar la vitamina D que requiere[100] [101]. Por tanto es importante consumir alimentos rico en este mineral. Algunas de las mejores fuentes de magnesio son la espinaca y los vegetales de hojas verdes en general, las acelgas, las semillas de calabaza, el brécol, el arroz integral, la yema de huevo, el yogur, las almendras, las habichuelas negras y el aguacate.

La dieta mediterránea y el cerebro

Esta es una dieta que incorpora muchos de los alimentos que hemos considerado en este capítulo.

En décadas recientes se ha prestado mucha atención al estilo de alimentación de los habitantes de países mediterráneos como Italia y Grecia en la década de 1960. Los habitantes de estos países padecían mucho menos de enfermedades del corazón que los habitantes de otros países. En la actualidad, por medio de numerosos estudios se ha confirmado que esta dieta puede ayudar a prevenir la diabetes, ataques cardiacos, apoplejías, varios tipos de cáncer, enfermedad de Alzheimer, enfermedad de Parkinson y muerte prematura. También ayuda a reducir de peso.

Según un estudio publicado en octubre de 2015 en los adultos cognitivamente saludables que siguen una dieta mediterránea el cerebro sufre un nivel de atrofia menor hasta el equivalente de cinco años. En otras palabras, el cerebro parece envejecer más lentamente. Según los investigadores el alto consumo de pescado y el bajo consumo de otros tipos de carne de esta dieta son dos factores clave en los beneficios de esta dieta en cuanto a la estructura cerebral.

Según Yian Gu, profesora de neurología de la Universidad de Columbia que tomó parte en la investigación, aunque se necesitan otros tipos de investigación para confirmarlo, los resultados de este estudio sugieren que la dieta mediterránea pudiera proteger contra la atrofia cerebral antes de que ocurran señales o síntomas de enfermedades neurodegenerativas capaces de ser detectados médicamente[102]. Según esta misma investigadora, dos factores claves de la dieta mediterránea en cuanto a sus beneficios para el cerebro parecen ser el mayor consumo de pescado y la reducción en el consumo de carne[103].

La dieta mediterránea, no es totalmente uniforme ya que se basa en los hábitos alimentarios de varios países cada uno de los cuales tiene sus particularidades. Sin embargo, hay unos principios generales:

- La dieta es alta en alimentos derivados de las plantas, tales como: vegetales, frutas, granos integrales, legumbres, nueces, semillas y papas.

- Se utiliza aceite de oliva extra virgen en lugar de otros aceites o mantequilla.
- El consumo de carne se limita a unas pocas veces al mes.
- Se debe consumir pescado y aves al menos dos veces por semana
- Utilizar hierbas y especias en lugar de sal

La dieta DASH

La dieta DASH se desarrolló en base a estudios llevados a cabo entre 1993 y 1997 por el Instituto Nacional del Corazón, Pulmón y Sangre de los Estados Unidos. El propósito específico era reducir la presión sanguínea sin necesidad de medicamentos. En la dieta se enfatizan alimentos ricos en calcio, potasio y magnesio que se ha encontrado ayudan a esto. En varias pruebas se encontró que esta dieta no sólo redujo la hipertensión, sino que redujo el colesterol de baja densidad (el colesterol malo).

La dieta DASH no requiere alimentos exóticos o especiales. Lo que se requiere es seguir los siguientes principios básicos[104]:

- Consumir vegetales, frutas y granos integrales
- Consumir productos lácteos sin grasa o bajos en grasa, pescado, aves, habichuelas, nueces y aceites vegetales
- Limitar el consumo de alimentos con elevados niveles de grasas saturadas, tales como carnes rojas, productos lácteos abundantes en grasa y aceites tropicales tales como el aceite de coco, el aceite de palmiste y el aceite de palma
- Limitar las bebidas azucaradas y los dulces

El contenido de sal y sodio, grasas, azúcares añadidos y carnes rojas de la dieta DASH es menor que el de la dieta norteamericana típica.

En 1995 se comenzó un estudio con poco más de 3,800 personas que tuvo una duración de 11 años. En el estudio se encontró que mientras más de cerca estas personas seguían los principios de la dieta DASH mejores eran sus resultados en una prueba de funcionamiento cognitivo. Los investigadores también encontraron que cuatro de los grupos alimentarios de la dieta DASH parecen ser los más importantes para promover las capacidades cognitivas, estos son: vegetales, granos integrales, productos lácteos bajos en grasa y nueces y legumbres. Según uno de los autores de este estudio los resultados sugieren que incluir estos alimentos en la dieta es de beneficio para el funcionamiento cognitivo más adelante en la vida[105].

En otro estudio dado a conocer en febrero de 2018 se halló que la dieta DASH también puede ayudar a evitar la depresión[106].

La dieta DASH incluye ocho diferentes grupos alimentarios. Aquí presentamos la cantidad a consumir recomendada para cada uno de los grupos en una dieta de 2,000 calorías, según el Instituto Nacional de Salud de los Estados Unidos[107].

- Granos (preferiblemente integrales): 6-8 porciones
- Frutas: 4-5 porciones
- Vegetales 4-5 porciones
- Leche o productos lácteos sin grasa o bajos en grasa: 2-3 porciones
- Carnes magras, aves y pescado: 6 onzas o menos
- Nueces, semillas y legumbres: 4-5 porciones por semana
- Grasas y aceites: 2-3 porciones
- Dulces y azúcar añadida: 5 porciones o menos a la semana

El tamaño de una porción equivale a:

- Granos - una onza
- Frutas - media taza o su equivalente
- Vegetales - media taza de vegetales cocidos o su equivalente
- Productos lácteos - 1 taza de leche o yogur, una y media onza de queso
- Carnes, aves y pescado - una onza de carne, aves o pescado o un huevo
- Nueces semillas y legumbres - dos cucharadas de mantequilla de maní, un tercio de taza de nueces (onza y media), media taza de habichuelas cocidas o una taza de sopa de habichuelas

- Grasas y aceites - una cucharadita de margarina blanda o de aceite vegetal, una cucharada de mayonesa, una cucharada de aderezo para ensalada regular o dos de aderezo bajo en grasa
- Azúcares - Una cucharada de jalea, una taza de limonada, media taza de gelatina

Al seguir la dieta DASH Se deben evitar

- Alimentos con sal (sodio) añadida y añadir sal a las comidas
- Bebidas azucaradas
- El alcohol
- Alimentos procesados - estos son usualmente ricos en azúcar sal y grasas
- Alimentos con niveles elevados de grasas saturadas, como por ejemplo la comida frita en abundante aceite y la leche entera

Lo que hemos presentado son meramente los lineamientos generales de esta dieta. Algunos sitios de Internet tales como Medline plus en español[108] [109] y la Clínica Mayo[110] ofrecen más información sobre esta dieta y algunos ejemplos de menús sugeridos. También existen libros con información y variaciones de esta dieta para adaptarla a las circunstancias de cada cual.

La dieta MIND - una dieta diseñada para el cerebro

La dieta MIND fue desarrollada en el Centro Médico de la Universidad Rush en Chicago. MIND significa Mediterranean-DASH Intervention for Neurodegenerative Delay (Intervención DASH-Mediterránea para Retardar la Neurodegeneración). Cómo el nombre indica esta dieta combina aspectos de la dieta Mediterránea y la dieta DASH con el propósito de retardar los cambios neurodegenerativos que se dan en la enfermedad de Alzheimer y la pérdida cognitiva que generalmente acompaña el proceso de envejecimiento. En septiembre de 2015 se publicó un estudio sobre la dieta MIND y su eficacia llevado a cabo por los originadores de la dieta MIND[111]. En este estudio participaron 960 personas y duró cerca de cinco años. Se halló que los participantes que consumieron los alimentos recomendados en la dieta tuvieron menos cambios cognitivos negativos que los que no consumieron estos alimentos. A los participantes se le administraron pruebas en áreas de:

- Memoria episódica – es aquella parte de la memoria a largo plazo que nos permite recordar y revivir eventos, experiencias y situaciones específicas de nuestro pasado
- Memoria de trabajo – es la memoria a corto plazo asociada al razonamiento, el aprendizaje y el entendimiento
- Memoria semántica – memoria que procesa ideas y conceptos. Es parte de la memoria a largo plazo
- Habilidad visuoespacial – la capacidad de procesar y entender distancias y formas mientras se llevan a cabo tareas específicas
- Velocidad perceptual – la habilidad de comparar números, letras, objetos, patrones o imágenes rápida y eficientemente

Según los investigadores los resultados revelaron una diferencia entre los que mejor siguieron la dieta y los que no la siguieron equivalente a un cerebro 7.5 años más joven.

En otro estudio se encontró que la dieta MIND puede reducir el riesgo de desarrollar enfermedad de Alzheimer hasta en 53 por ciento. Más aún, se encontró que incluso en los que siguieron la dieta parcialmente el riesgo se redujo en 35 por ciento[112].

Por ser esta dieta relativamente nueva aún no se ha determinado exactamente cómo es que funciona. Sin embargo, se cree que reduce el estrés oxidativo y la inflamación, y previene la formación de placas de beta amiloide en el cerebro.

Aunque, como ya dijimos, la dieta MIND combina aspectos de la dieta Mediterránea y la dieta DASH también se distingue de ambas en varios aspectos importantes. La dieta MIND incorpora nutrientes y alimentos que datos e investigaciones científicas apoyan como buenos para el cerebro como, por ejemplo, los arándanos. La dieta MIND, contrario a estas otras dietas, tampoco requiere consumir pescado varias veces por semana ni grandes cantidades de frutas o productos lácteos. La dieta MIND limita el consumo de productos animales y alimentos con elevado contenido de grasas saturadas. Enfatiza el consumo de alimentos derivados de las plantas.

En la dieta MIND existen 15 grupos de alimentos: 10 que se deben consumir y 5 que se deben evitar.

Los grupos de alimentos que se deben consumir son:

- **Vegetales u hortalizas de hoja verde** – Como la col rizada y la espinaca. Trate de consumir seis o más porciones a la semana
- **Otros vegetales** – Consuma otro tipo de vegetales cuando menos una vez al día
- **Arándanos** – Arándanos azules, fresas, frambuesas, zarzamoras. Por lo menos dos veces por semana
- **Nueces** – Nueces de Castilla, almendras, pistachos etc. Cinco o más porciones a la semana
- **Aceite de oliva** – Utilícelo para cocinar en lugar de otros aceites (lo ideal es que sea aceite de oliva extra virgen)
- **Granos integrales** – Arroz integral, avena, pasta integral y pan integral, quinoa. Al menos tres porciones al día.
- **Pescado** - Salmón, sardinas, caballa, atún, arenque, trucha, anchoas son los mejores por su elevado contenido de omega 3. Por lo menos una vez a la semana. No consuma atún más de una vez a la semana por su alto nivel de contaminación con mercurio.
- **Habichuelas** – Coloradas, negras, rosadas, lentejas, etc. Por lo menos cuatro veces a la semana.
- **Aves de corral** – Pollo o pavo. Al menos dos veces por semana. No lo consuma frito.
- La dieta mediterránea y la dieta MIND, la cual incorpora aspectos de la dieta mediterránea incluyen ingerir una cantidad moderada de vino, pero esto ha generado controversias. Son muchos los daños documentados que el alcohol puede causar al cerebro y otros órganos, algunos de los cuales hemos mencionado en el capítulo 2 de este libro. Recomendar a una persona que no bebe que comience a hacerlo es exponerla a los efectos adictivos del alcohol. Según un estudio publicado en agosto de 2018 en la revista médica The Lancet cualquier beneficio en términos de alguna condición de salud que pudiera obtenerse del consumo moderado de alcohol se ve contrarres-

tado por un aumento en el riesgo de otras enfermedades relacionadas con el consumo de alcohol, incluyendo cáncer. El aumento en estos riesgos comienza con un bajo consumo regular de bebidas alcohólicas y aumenta con un mayor consumo[113] [114]. Otro estudio, publicado en octubre de 2018 en la revista Alcoholism: Clinical & Experimental Research, llevado a cabo analizando datos de más de 400,000 personas entre 18 y 85 años concluyó que consumir una o dos bebidas cuatro o más veces por semana aumenta el riesgo de muerte prematura en 20 por ciento[115].

Los grupos de alimentos que se deben evitar son:

- **Carnes rojas** – Tres o menos porciones a la semana. Esto incluye carne de res, de cerdo y de cordero y los productos derivados de esta carne
- **Mantequilla y margarina** – Menos de una cucharada diaria.
- **Queso** – Menos de una porción por semana
- **Dulces y productos de pastelería** – Galletas, donas, helados etc. No más de cuatro veces por semana
- **Alimentos fritos** – Menos de una vez por semana

Enfatizamos el uso del aceite de oliva extra virgen. Investigadores de la Universidad de Temple, en Pennsylvania encontraron que el consumo de este aceite reduce la formación de placas de amiloide y los enredos neurofibrilares característicos de la enfermedad de Alzheimer y protege la memoria y las habilidades de aprendizaje. Esto lo logra reduciendo los niveles de inflamación y promoviendo el proceso por medio del cual las células se deshacen de toxinas y desechos[116].

El aceite de canola ha sido promovido como una alternativa saludable a otros aceites. Sin embargo, existe evidencia de que este aceite pudiera causar problemas en el cerebro. En un estudio con ratas se encontró que el aceite de canola pudiera empeorar los problemas de memoria en la enfermedad de Alzheimer y aumentar el riesgo de las placas cerebrales características de esta enfermedad[117].

Enfatizamos también en la limitación de las grasas saturadas. Cuando se consumen en demasía estas grasas pueden conducir a problemas metabólicos característicos de un estado de prediabetes al igual que síntomas de ansiedad y depresión[118].

Los métodos de cocción y la preservación de nutrientes

Hemos visto la importancia de diversos nutrientes presentes en los alimentos para la salud de nuestro cerebro. A veces, sin embargo, surge la pregunta de si al cocinar los alimentos estos pierden una cantidad significativa de sus nutrientes. Algunas personas, en particular piensan que al cocinar en un horno de microondas están arruinado el valor nutritivo de los alimentos que consumen. La respuesta no es sencilla.

La pérdida de nutrientes es una consecuencia de la gran mayoría de los métodos de cocinar alimentos. Sin embargo, algunos implican una mayor pérdida de ciertos nutrientes que otros.

Por otra parte, algunos nutrientes se hacen más digestibles y se absorben mejor cuando los alimentos que los contienen se cocinan. En un estudio publicado en 2016 se encontró que preparar la col rizada al vapor hace que aumente su nivel de ciertos compuestos antioxidantes. Sin embargo, este mismo método hace que disminuyan los niveles de estas sustancias en el repollo rojo.

Algunos nutrientes como la vitamina C se descomponen por el calor, ya sea generado por un horno u estufa convencional o por un horno de microondas. Los métodos que utilizan agua también hacen que disminuya la cantidad de algunos nutrientes, especialmente, sodio, potasio y calcio, ya que estos pasan al agua y luego son descartados[119].

En cuanto a los antioxidantes en los vegetales se ha encontrado que cocinar a la parrilla sin aceite y hornear en microondas son los métodos que retienen la mayor cantidad de estas sustancias, mientras que cocinar en olla de presión y hervir son los que producen mayor pérdida de antioxidantes[120].

Algunos consejos generales para minimizar la perdida de nutrientes al cocinar:

Cocine con la menor cantidad de agua posible

Consuma el agua con la que coció los vegetales

Cocine los vegetales durante el menor tiempo posible

Trate de cocinar sin cortar los alimentos o en los trozos más grandes que le sea posible. De este modo una menor parte de estos estará expuesta al calor y el agua.

Alimentos perjudiciales para el cerebro

Los carbohidratos refinados

Cuando ingerimos frutas, vegetales o granos en su estado natural estamos ingiriendo carbohidratos no refinados. Por el contrario, los carbohidratos refinados han sido alterados por medio de varios procesos industriales.

Existen dos tipos principales de carbohidratos refinados: el azúcar y los granos refinados.

El azúcar

El azúcar que se le echa al café, el sirope para panqueques y el jarabe de maíz alto en fructosa (high fructose corn syrup) que encontramos añadido a numerosos alimentos son azúcares refinados. Ahora bien, el azúcar es un carbohidrato simple que en una u otra forma está presente en las frutas y otros alimentos. Nuestro cerebro, también utiliza glucosa que es otra forma de azúcar. El problema con el azúcar es que hoy en día la mayoría de las personas consumen mucho más de lo que es necesario. Esto se debe a la práctica de agregarle azúcar a los alimentos procesados, a los refrescos y a toda clase de productos de repostería. Existen estudios que relacionan un elevado consumo de azúcar con el envejecimiento acelerado de las células, problemas de memoria y deficiencias cognitivas[121]. Sin embargo, algunos investigadores cuestionan si el azúcar es realmente culpable de muchos de los problemas de salud que se le atribuyen o si el responsable es más bien el elevado consumo de calorías de lo cual el azúcar es meramente un componente[122].

En un estudio publicado en 2017 en la revista Alzheimer's & Dementia se encontró una asociación entre el elevado consumo de bebidas (refrescos y jugos de fruta) con alto contenido de azúcar y un menor volumen cerebral y menor puntaje en pruebas de memoria episódica[123].

En la Conferencia Internacional de 2018 de la Asociación de Alzheimer se presentaron los resultados de un estudio llevado a cabo por investigadores de la Universidad Columbia en Nueva York en el que se encontró que las personas que consumen 30.3 gramos de azúcar añadida tienen un 33 por ciento mayor riesgo de llegar a padecer de enfermedad de Alzheimer que las que consumen 5.8 gramos. También encontraron un elevado riesgo de Alzheimer en las personas que consumen diariamente gaseosas y otras bebidas azucaradas[124].

En otro estudio llevado a cabo en la Universidad Bath en Alemania se encontró que el exceso de azúcar en la sangre causa daños a una enzima que ayuda a prevenir el desarrollo de las proteínas anormales que forman las placas características de la enfermedad de Alzheimer[125]. Esto puede ser un factor que facilita el desarrollo de la enfermedad.

El azúcar y los carbohidratos refinados aumentan los niveles de glucosa en la sangre. Cuando esto sucede se generen elevados niveles de insulina y puede provocarse resistencia a la insulina. Se cree que este desorden metabólico puede contribuir al desarrollo del Alzheimer[126].

La Asociación Americana del Corazón recomienda el consumo de no más de nueve cucharaditas (38 gramos) de azúcar añadida para los hombres, seis cucharaditas (25 gramos) para las mujeres y entre tres y seis cucharaditas (12-25 gramos) para los niños, dependiendo de su edad y necesidades calóricas. Se estima que el norteamericano promedio consume más del doble de esta cantidad. Esto no es nada extraño si consideramos que una lata de la mayoría de los refrescos carbonatados contiene entre siete y ocho cucharaditas de azúcar, y algunos superan las diez cucharaditas, una barrita de chocolate puede contener hasta ocho cucharaditas y que algunos cereales también pueden contener más de siete cucharaditas de azúcar.

El consumo elevado de azúcar también afecta la salud mental contribuyendo al desarrollo de depresión[127]. Los niños y niñas nacidos de madres que consumieron gran cantidad de azúcar tienen menor capacidad cognitiva, especialmente en las áreas de memoria y aprendizaje que los de madres que consumieron poca azúcar. En este particular, el consumo de refrescos y otras bebidas azucaradas es especialmente dañino. El consumo de azúcar por los niños pequeños también tiene efectos negativos[128].

Los efectos del azúcar son especialmente devastadores en el cerebro de las personas diabéticas. Los niveles elevados de glucosa pueden causar daños a la conectividad entre diversas regiones del cerebro, puede causar atrofia cerebral y puede causar enfermedad de los pequeños vasos sanguíneos del cerebro. Esto provoca dificultades cognitivas y puede desembocar en demencia vascular[129].

Los granos refinados

Los granos refinados son aquellos que han sido procesados de modo que el grano no está intacto. En el proceso de refinado se remueven vitaminas, minerales y fibra. Esto se hace para crear un producto más suave y menos voluminoso.

Algunos productos hechos a base de granos refinados son: el pan blanco, el arroz blanco, la gran mayoría de los productos de repostería, la mayoría de los cereales empacados y la mayoría de las pastas que se venden en el supermercado.

Los granos refinados al igual que el azúcar se digieren rápidamente ocasionando una elevación súbita de los niveles de glucosa e insulina.

El grano no refinado contiene tres partes: 1. El salvado o afrecho. Esta es la parte externa del grano alta en fibra, minerales y antioxidantes. 2. El germen, una pequeña parte interna que contiene vitaminas del complejo B, antioxidantes, entre ellos vitamina E, carbohidratos y grasas saludables. 3. El endospermo que es un tejido que rodea al germen y en el cual se encuentran nutrientes almacenados principalmente en forma de almidón, aunque también puede contener aceites y proteínas.

El germen y el salvado son las partes más nutritivas del grano, sin embargo, estas son las partes que se remueven en el proceso de refinado. Algunos fabricantes añaden vitaminas para sustituir las que fueron eliminadas en el proceso. A esto se le llama enriquecimiento. Sin embargo, esto no restaura la totalidad de los nutrientes y la fibra.

Al tener poca fibra los granos refinados se digieren rápidamente por lo que al poco tiempo de consumirlos tenemos hambre nuevamente, lo que puede conducir al sobrepeso, obesidad y síndrome metabólico. La fibra en los alimentos también promueve el crecimiento de flora intestinal benéfica en el colon[130]. Los granos refinados no pueden proveer estos beneficios.

Las grasas trans

Algunos alimentos en su estado natural como, por ejemplo, la leche, el queso, la mantequilla y la carne, contienen una pequeña cantidad de grasas trans. Sin embargo, la gran mayoría de las grasas de este tipo proceden de los alimentos procesados. Las grasas trans se manufacturan a través de un proceso en el que se añade hidrógeno a los aceites vegetales para convertirlos en sólidos. A esto se le llama hidrogenación y el producto resultante son aceites parcialmente hidrogenados que aumentan el tiempo que los alimentos pueden permanecer en un estante o alacena sin dañarse. También se pueden manufacturar por un costo muy bajo, lo cual es de beneficio para las compañías productoras de alimentos.

Estos aceites se usan mucho para freír en los establecimientos de comida rápida ya que pueden usarse más tiempo que los aceites naturales sin reemplazarse. Las grasas trans son consideradas por muchos médicos e investigadores como el peor tipo de grasa que podemos consumir. Estas grasas aumentan el colesterol de baja densidad (el colesterol malo), disminuyen el colesterol de alta densidad (el colesterol bueno) y elevan el nivel de triglicéridos, aumentando el riesgo de problemas cardiacos. Algunos estudios señalan que las grasas trans que ocurren naturalmente como, por ejemplo, en la mantequilla, no tienen los efectos dañinos sobre el sistema cardiovascular que tienen las producidas artificialmente como las que encontramos, por ejemplo, en la margarina[131].

Las grasas trans pueden afectar la memoria aún en personas jóvenes. En un estudio llevado a cabo con cerca de 1,000 hombres saludables y que fuera presentado en 2014 en una sesión científica de la Asociación Americana del Corazón se encontró que a mayor consumo de grasas trans mayores problemas para recordar palabras[132].

Contrario a otros alimentos que contienen sustancias antioxidantes las grasas trans son prooxidantes lo que significa que aumentan la cantidad de estrés oxidativo en nuestro cuerpo. También promueven la inflamación a través de todo nuestro cuerpo.

Encontramos grasas trans en cualquier producto que diga en la etiqueta que contiene aceite hidrogenado o parcialmente hidrogenado. Algunos de los alimentos en los que pudiéramos encontrar grasas trans son: las papas fritas, pizzas, helados, margarina, hamburguesas, empanadas, galletas, barritas de cereal, palomitas de maíz para microondas, aperitivos y snacks dulces o salados.

La Administración de Medicamentos y Alimentos de los Estados Unidos prohibió a los fabricantes de alimentos el uso de aceites parcialmente hidrogenados a partir de junio 18 de 2018. Sin embargo, los productos manufacturados antes de esta fecha pueden ser distribuidos hasta enero 1 de 2020. En septiembre de 2018 entró en vigor en Canadá una legislación parecida. Otros países como Austria, Chile, Dinamarca, Ecuador, Singapur, Islandia, Irán, Noruega y Hungría han establecido límites a la cantidad de grasas trans que se permiten en los alimentos.

Puntos principales del capítulo

Nuestro cerebro necesita una gran cantidad de combustible y nutrientes para llevar a cabo su función. Algunos alimentos ayudan a preservar la salud de nuestro cerebro mientras que otros la perjudican. Los alimentos buenos para el cerebro también son buenos para el resto de nuestro cuerpo.

El arándano azul, la remolacha, el chocolate negro, el pescado graso, las nueces, la cúrcuma, el brécol, el té verde, el café, la canela, el aguacate y el huevo son algunos alimentos que contienen sustancias que ayudan a preservar la función de nuestro cerebro y a protegerlo de la pérdida cognitiva que se produce con la edad. También se ha encontrado que la vitamina D es de gran importancia y que una deficiencia de esta puede causar pérdida cognitiva. Se ha descubierto que consumir juntamente las vitaminas C y E, protege nuestras neuronas y pudiera ayudar a prevenir la enfermedad de Alzheimer.

Por otra parte, los carbohidratos refinados como el azúcar y los granos refinados, al igual que las grasas trans son perjudiciales a la salud de nuestro cerebro. El consumo elevado de azúcar ha sido asociado a un rápido envejecimiento de las células, problemas de memoria, deficiencias cognitivas y depresión. Los granos refinados han perdido gran parte de sus vitaminas, minerales y fibra. Al igual que el azúcar causan una elevación súbita de los niveles de glucosa en la sangre y pueden contribuir al desarrollo de obesidad y síndrome metabólico. Las grasas trans, también conocidas como aceites parcialmente hidrogenados, incrementan el riego de problemas cardiacos, afectan la memoria y aumentan el estrés oxidativo.

La dieta típica en nuestra moderna sociedad no es la mejor para la salud de nuestro cerebro. En este capítulo hemos considerado los beneficios para el cerebro de tres tipos de dieta. La dieta mediterránea originalmente propuesta para evitar problemas cardiovasculares también ayuda a evitar el envejecimiento prematuro del cerebro. La dieta DASH originalmente diseñada para reducir la presión sanguínea también es de utilidad para preservar las capacidades cognitivas. Una dieta específicamente diseñada para el cerebro es la dieta MIND la cual combina aspectos de la dieta mediterránea y la dieta DASH. La evidencia apunta a que esta dieta puede ayudar a reducir los cambios cognitivos negativos asociados con la edad y pudiera ayudar a prevenir la enfermedad de Alzheimer.

Capítulo 4

Ejercicio físico para el cerebro

ES HARTO CONOCIDO que el ejercicio es de gran provecho para nuestro cuerpo. Fortalece nuestros huesos y músculos, mejora la salud de nuestro corazón y arterias, ayuda a controlar los niveles de glucosa y provee numerosos otros beneficios. Al ejercitarnos hacemos trabajar nuestros músculos y quemamos calorías más rápidamente que cuando estamos sentados o acostados.

Los beneficios del ejercicio se extienden a nuestro cerebro. Algunos de los efectos del ejercicio para nuestro cerebro son directos y otros indirectos. Los indirectos provienen de la capacidad del ejercicio para prevenir o controlar enfermedades crónicas que pueden causar daños al cerebro, así como de una mejora de nuestro anímico, reducción del estrés y la ansiedad, y promoción de un mejor sueño. El ejercicio también ejerce efectos benéficos directamente en el cerebro mejorando la fuerza de las sinapsis, facilitando la creación de nuevas conexiones entre neuronas, promoviendo la creación de nuevos vasos sanguíneos en el cerebro, controlando la inflamación, mejorando el metabolismo cerebral de la glucosa en regiones importantes para el aprendizaje y la memoria, elevando el nivel de sustancias neurotróficas y fortaleciendo los mecanismos de neurogénesis o creación de nuevas neuronas[1][2].

En una discusión acerca de hallazgos recientes publicada en la revista Behavioural Brain Research se concluyó que el ejercicio mejora los procesos cognitivos por medio de la creación de nuevas neuronas en el hipocampo. Los autores señalan que existe evidencia de que el ejercicio físico mejora no sólo la aptitud física sino la también la atención, la memoria y la lectura en los niños, provee efectos benéficos relacionados con la memoria, la atención, la velocidad de procesamiento y la función ejecutiva, es decir, la capacidad de ejecutar tareas y enfocar la atención, en adultos saludables y también provee beneficios cognitivos en personas con deficiencia cognitiva[3].

El ejercicio provoca un aumento en la capacidad de los pulmones, el corazón y los vasos sanguíneos. Como resultado nuestro cuerpo adquiere una mayor capacidad para transportar oxígeno.

El valor del ejercicio para nuestra mente y cerebro se reconoce desde hace mucho tiempo. En un artículo publicado en 1887 en el New England Journal of Medicine se señala que el ejercicio ayuda a mejorar la salud de diversas maneras. Se indica que el ejercicio acelera la circulación, expande los pulmones y promueve el crecimiento de músculos y huesos. Luego afirma que es también posible hacer que el ejercicio contribuya al crecimiento del cerebro y al desarrollo simétrico de las facultades mentales[4].

En 2009 se publicó un análisis de dieciséis estudios acerca de la relación entre el ejercicio y enfermedades neurodegenerativas como el Alzheimer. Se concluyó que la evidencia indica que a mayor actividad física menor el riesgo de padecer enfermedad de Alzheimer y otros tipos de demencia[5].

En septiembre de 2018 se dio a conocer un estudio en el que se halló que dos y media horas de actividad física a la semana pueden tener el efecto de retrasar la pérdida cognitiva en las personas que poseen una mutación genética que causa enfermedad de Alzheimer a una edad relativamente temprana[6].

El ejercicio de elevada intensidad tres veces por semana es seguro para los pacientes en las primeras etapas de la enfermedad de Parkinson y ayuda a retardar el desarrollo de los síntomas motores de esta condición, según un estudio llevado a cabo por investigadores de las escuelas de medicina de la Universidad Northwestern y la Universidad de Colorado. En este estudio el ejercicio de alta intensidad se definió como uno que eleva el ritmo cardiaco hasta alrededor de 80 por ciento del máximo[7].

En mayo de 2016 se publicó un estudio en la revista Neurology en el que se encontró que las personas que más se ejercitaban obtuvieron mejores puntuaciones en varias pruebas cognitivas que otras que se ejercitaban poco o nada. La relación entre ejercicio y capacidad cognitiva fue especialmente marcada en dos áreas: velocidad de procesamiento de pensamiento y memoria de eventos específicos del pasado. La diferencia entre los que se ejercitaban mucho o moderadamente y los que se ejercitaban poco o nada fue aproximadamente equivalente a diez años de envejecimiento cognitivo[8]. En otras palabras, en estas áreas era como si el cerebro de las personas que se ejercitaban fuera diez años más joven que el de los que no se ejercitaban.

En otro estudio llevado a cabo con sobre 6,000 personas de más de 65 años se encontró que los que se ejercitaban regularmente a intensidad alta o moderada tenían 36 por ciento menos riesgo de deterioro cognitivo, mejor memoria y funciones ejecutivas (estas son aquellas capacidades mentales que nos permiten, entre otras cosas, prestar atención, manejar el tiempo, planificar, organizar y cambiar de una a otra tarea)[9].

En otra investigación 191 mujeres suecas con una edad promedio de 50 años fueron evaluadas periódicamente durante 44 años por neurocientíficos de la Universidad de Gothenburg. Se encontró que las que tenían un alto nivel de aptitud física a mediana edad presentaron un 5 por ciento de probabilidad desarrollar demencia comparado con 25 por ciento para las que tenían un nivel mediano de aptitud física y 23 por ciento para las que tuvieron un nivel bajo. También, en las que tenían un alto nivel de aptitud física la edad de comienzo del Alzheimer se retrasó un promedio de 9.5 años respecto a las que tenían un nivel mediano de aptitud física[10].

Los beneficios del ejercicio sobre el cerebro no se limitan a las personas adultas o de edad avanzada. Se ha encontrado que el ejercicio ejerce un papel importante en la salud cognitiva y del cerebro durante la niñez. En la revista Frontiers in Human Neuroscience se publicó un estudio en el que se halló que el cerebro de niños (y niñas) de nueve y diez años que presentaban una mejor aptitud física tenían una mayor cantidad de materia blanca en regiones del cerebro relacionadas con la memoria y el pensamiento, que además son importantes para enlazar entre sí las diferentes regiones cerebrales[11].

¿Cuál es el mejor ejercicio para el cerebro?

Hasta ahora la mayor parte de los estudios sobre el ejercicio y el cerebro se han llevado a cabo con ejercicios aeróbicos tales como trotar, caminar, nadar y correr bicicleta. Por otra parte, recientemente se han realizado estudios en los que se ha encontrado que el ejercicio anaeróbico, es decir, de fuerza o resistencia como, por ejemplo, levantar pesas también es de beneficio al cerebro. Otro tipo de ejercicio que a veces se pasa por alto y que sin embargo, es de beneficio para el cerebro es el ejercicio de balance.

Al ejercitarnos de modo que beneficiemos nuestro cerebro debemos tomar en cuenta las diferencias en edad, estado de salud y muchos otros factores. Por otra parte, todavía no conocemos la totalidad de los efectos que el ejercicio ejerce en el cerebro o en el organismo humano. No obstante, existe una buena cantidad de investigaciones que pueden ayudarnos a seleccionar los tipos y la cantidad de ejercicio que pueden beneficiarnos.

En una reseña de 98 estudios publicada a finales de mayo de 2018 se encontró que 52 horas de ejercicio durante un periodo de seis meses, lo cual equivale a dos horas por semana, parece ser una dosis óptima para mejorar los procesos cognitivos tales como la velocidad de procesamiento de información y las funciones ejecutivas. La mejora se registró con diversos tipos de ejercicio o combinación de tipos de ejercicio. La edad promedio de los participantes en estos estudios fue de 73 años. Otro hallazgo importante fue que el total de horas al final es más importante que el número de horas a la semana[12][13].

El ejercicio aeróbico

Cuando se lleva a cabo una actividad que nos acelera el corazón y nos hace respirar más profundamente y la podemos sostener durante un tiempo prolongado (más de unos pocos minutos) estamos haciendo ejercicio aeróbico. El ejercicio aeróbico aumenta la capacidad de nuestro corazón, pulmones y vasos sanguíneos para llevar oxígeno a las células. Esto beneficia al cerebro en donde se traduce en un aumento en la cantidad de vasos sanguíneos y sinapsis, menos cambios negativos relacionados con la edad, y un mayor volumen cerebral. Estos son cambios positivos que afectan al cerebro de modo general. También se han encontrado cambios positivos localizados en regiones específicas del cerebro como el hipocampo y los lóbulos frontales. Estas son áreas relacionadas con la memoria, toma de decisiones y solución de problemas.

En un estudio presentado durante la reunión anual de la Sociedad para la Neurociencia celebrada en noviembre de 2018 se ofreció evidencia de que el ejercicio aeróbico mejora el flujo sanguíneo en la materia blanca del cerebro y la protege de los daños causados por problemas vasculares[14]. Según los autores de este estudio los resultados sugieren que el ejercicio aeróbico llevado a cabo regularmente puede ser efectivo para prevenir el deterioro cognitivo en estos casos.

Un grupo de investigadores de la Universidad Duke en Carolina del Norte condujo un estudio con 160 hombres y mujeres mayores de 55 años que sufrían deterioro cognitivo. Se halló que luego de seis meses de 35 minutos de ejercicio aeróbico tres veces por semana se produjo una mejora en la función ejecutiva de estas personas. Esto significa que los participantes del estudio lograron una mayor capacidad para planificar y completar tareas. Según varias pruebas a las que fueran sometidas, luego de seis meses de ejercicio estas personas funcionaban al nivel de personas mucho más jóvenes. Los efectos fueron aún mayores en un grupo de participantes que combinó el ejercicio con la dieta DASH, la cual describimos en el capítulo 3 de este libro[15 16].

El ejercicio aeróbico también puede ser de ayuda contra los estados inflamatorios. En un estudio llevado a cabo con mujeres previamente sedentarias, se halló que luego de seis semanas de entrenamiento aeróbico de resistencia se produjo una reducción en la flora intestinal potencialmente inflamatoria y un aumento en la flora relacionada con un mejor metabolismo. También se registró una disminución de una proteína relacionada con la inflamación[17]. En otro estudio se encontró que una sesión de 20 minutos de ejercicio aeróbico de intensidad moderada es suficiente para lograr una reducción en la producción de una sustancia inflamatoria conocida como factor de necrosis tumoral por parte del sistema inmunológico[18]. Recordemos que la inflamación crónica es uno de los principales enemigos de nuestro cerebro y que se ha descubierto que la composición de la flora intestinal tiene marcados efectos sobre este[19].

Para ser de beneficio a nuestro cerebro, el ejercicio aeróbico no tiene que ser de gran intensidad. En un estudio publicado en septiembre de 2017 se encontró que el ejercicio de intensidad moderada consistente en caminar a paso rápido entre 43.3 y 68.1 minutos diarios, fue de mayor beneficio que el ejercicio liviano (caminar a paso lento) o el ejercicio vigoroso (correr) en cuanto a mejorar el metabolismo cerebral[20]. ¿Qué significa caminar a paso rápido? Por lo general caminar entre cinco y siete kilómetros por hora se considera un paso rápido. En un estudio publicado en el British Journal of Sports Medicine se encontró que caminar a este paso es de gran beneficio para el sistema cardiovascular y reduce el riesgo de mortalidad[21]. Si a usted se le hace difícil caminar a este ritmo camine a un ritmo sostenido que le haga sentir ligeramente falto de aire.

Según una investigación cuyos resultados fueron también publicados en el British Journal of Sports Medicine caminar a un ritmo de al menos 100 pasos por minuto es una buena forma de asegurar obtener beneficios óptimos del ejercicio[22]. Unos treinta minutos de ejercicio a este ritmo son por lo general una cantidad de ejercicio adecuada para la mayoría de las personas[23].

Entrenamiento de fuerza

En abril de 2018 se publicaron los hallazgos de un estudio en el que se utilizaron datos de unas 475,000 personas para estudiar la relación entre fortaleza corporal y salud del cerebro. En el estudio se determinó que los participantes que presentaban mayor fuerza eran los que también obtuvieron los mejores resultados en una variedad de pruebas de funcionamiento cerebral[24].

En otro estudio publicado en 2016 se encontró que el entrenamiento de fuerza fue más efectivo para reducir los defectos cognitivos que un programa de entrenamiento mental computarizado especialmente diseñado para el entrenamiento de las capacidades cognitivas[25].

En otros estudios se ha encontrado que cuando el ejercicio de resistencia progresivo (en el que se va aumentando paulatinamente el peso) se continúa durante tiempo prolongado es de gran utilidad en quienes padecen de defecto cognitivo leve. En estas personas mejora sus capacidades cognitivas, incluyendo la memoria y la función ejecutiva[26].

En otro estudio también publicado en mayo de 2018 se halló que ejercitar las piernas, especialmente con ejercicios de resistencia, envía al cerebro señales vitales para la producción de neuronas saludables[27]. Una implicación de este hallazgo es que la salud de nuestro cerebro y sistema nervioso depende en gran medida de las señales enviadas por los grandes músculos de las piernas. Cuando se dejan de ejercitar estos músculos se dificulta la creación de nuevas neuronas.

El ejercicio de fuerza también mejora la sensibilidad a la insulina. Un estudio publicado en la revista Diabetes Care señala que con dos sesiones de entrenamiento de fuerza progresivo a la semana es suficiente para lograr esto y además disminuir la cantidad de grasa abdominal en personas que padecen de diabetes tipo 2. Este estudio se condujo con personas entre los 63 y 69 años que llevaban hasta entonces un estilo de vida sedentario y se extendió durante 20 semanas[28]. Como ya hemos señalado, la diabetes es sumamente perjudicial para el cerebro por lo que estas son buenas noticias y una importante razón para practicar el ejercicio de fuerza.

El ejercicio con pesas durante una hora, o incluso menos tiempo, a la semana puede reducir de 40 a 70 por ciento el riesgo de un ataque cardiaco o un derrame cerebral de acuerdo a los hallazgos de una investigación en la que se analizaron datos de cerca de 13,000 personas con una edad promedio de 47 años y que fueron publicados en octubre de 2018 en la revista Medicine & Science in Sports & Exercise[29].

Otro beneficio del ejercicio de fuerza continuado es que mejora la efectividad del colesterol de alta densidad (el colesterol bueno) ayudándolo a funcionar como antioxidante y como agente reductor de la inflamación[30].

Señalamos que al igual que para beneficiarse no es necesario hacer este tipo de ejercicio todos los días tampoco es necesario ejercitarse con grandes pesos. Puede comenzar con tan poco como 1 kilogramo (2 libras). Ejercite todos los principales músculos del cuerpo: piernas, brazos, hombros, abdomen. Al principio concéntrese en desarrollar la forma correcta de llevar a cabo los distintos movimientos. Asegúrese de mover solamente los músculos que está ejercitando. Por ejemplo, si está ejercitando los brazos no se impulse con las piernas para levantar el peso. Pasadas varias sesiones de entrenamiento aumente el peso de modo que pueda hacer un máximo de ocho a doce repeticiones y que las últimas repeticiones requieran considerable esfuerzo. Haga de dos a tres series de repeticiones, descansando al menos un minuto entre ellas. Cuando esté levantando un peso exhale y cuando lo baje inhale[31].

Ejercicio de balance o equilibrio

Los ejercicios de balance son, entre otras cosas, importantes para mantener el buen funcionamiento de lo que se conoce como nuestro sentido de propiocepción. Casi todo el mundo ha escuchado hablar acerca de nuestros cinco sentidos (vista, oído, olfato, gusto y tacto). Estos son sentidos que nos permiten percibir el mundo externo. Sin embargo nuestro cuerpo posee otros sentidos que tienen que ver con la percepción de nosotros mismos y con nuestros procesos fisiológicos[32]. Propiocepción es el nombre que se da al sentido que nos permite percibir la posición y movimiento de nuestro cuerpo así como controlar nuestros brazos y piernas sin necesidad de verlos. Es también aquel que nos permite mantener el equilibrio cuando estamos de pie o caminamos, o tocar la punta de nuestra nariz o cualquier otra parte del cuerpo sin verla. Nuestros músculos, tendones y articulaciones, al igual que nuestro oído interno, contienen sensores llamados propioceptores que envían señales al cerebro el cual las integra. Con el paso de los años la propiocepción se va deteriorando. Algunas condiciones de salud tales como la neuropatía diabética y los derrames cerebrales pueden afectar negativamente la propiocepción dificultando el balance y la coordinación. En estos casos, ejercicios de balance tales como caminar en superficies irregulares y mantener el equilibrio con los ojos cerrados o tapados pueden ayudar a restablecer este sentido.

El ejercicio de balance también ayuda a mejorar la memoria y la cognición espacial (el conocimiento acerca del entorno que nos permite saber dónde estamos y cómo llegar a un lugar determinado)[33]. Según un estudio llevado a cabo por investigadores alemanes el ejercicio de balance parece producir el desarrollo de nuevas conexiones entre neuronas en varias regiones del cerebro[34].

Algunos ejercicios de balance o equilibrio son:

- Pararse sobre un pie - Colóquese frente a una pared, estire los brazos y con la punta de los dedos toque la pared. Despegue uno de los pies del suelo. Mantenga esta posición durante unos 10 segundos. Repítalo por lo menos 10 veces. Luego haga lo mismo con la otra pierna.
- Desplazar el peso de uno a otro lado del cuerpo
- Caminar de talón a dedos – coloque el talón de un pie casi exactamente al frente de los dedos del otro pie de modo que el talón y los dedos casi se toquen. Fíjese en un punto al frente de usted y concéntrese en el mismo. Esto le ayudará a mantener la estabilidad al caminar. De un paso colocando el talón del pie al frente de los dedos del otro pie. Repita de 15 a 20 veces. Si no se siente estable durante el ejercicio puede hacerlo cerca de una pared y apoyarse en esta de ser necesario.
- Pararse de puntillas

Puntos principales del capítulo

El ejercicio provee beneficios directos e indirectos a nuestro cerebro. Ayuda a reducir el deterioro cognitivo y pudiera ayudar a prevenir la enfermedad de Alzheimer. También promueve la creación de vasos sanguíneos en el cerebro y la formación de nuevas conexiones entre neuronas, mejora el metabolismo cerebral de la glucosa, controla la inflamación, eleva el nivel de sustancias neurotróficas y fortalece los mecanismos de creación de nuevas neuronas.

Se ha encontrado que caminar diariamente a paso rápido es de gran beneficio para el metabolismo cerebral. Según un estudio reciente 52 horas de ejercicio repartidas durante un periodo de seis meses es una dosis óptima para mejorar los procesos cognitivos.

Aunque la mayoría de los estudios se han llevado a cabo con ejercicios aeróbicos recientemente se le ha prestado atención al ejercicio anaeróbico o de fuerza. El ejercicio de fuerza para las piernas envía señales al cerebro para la creación de nuevas neuronas. El ejercicio de fuerza también mejora la sensibilidad a la insulina y la efectividad del colesterol de alta densidad (el colesterol bueno).

Capítulo 5

Estimulando nuestro cerebro

NUESTRO CEREBRO ESTÁ hecho para ser usado. Sin embargo, muchas personas son reacias a casi cualquier cosa que implique esfuerzo mental. Se acostumbran a una rutina de trabajo y ya no desean aprender nada nuevo. Quienes así actúan está a riesgo de sufrir un deterioro mayor de sus capacidades cognitivas e incluso de desarrollar enfermedad de Alzheimer.

En años recientes se han popularizado programas de computadora y aplicaciones para tablas y teléfono diseñados para estimular nuestro cerebro. Algunos tienen su mérito, mientras que otros realmente son una pérdida de tiempo (y en algunos casos de dinero). Algunos productos y programas comerciales reclaman que tienen la capacidad de entrenar la mente de modo que mejora la capacidad para resolver problemas, la memoria, y la velocidad de procesamiento de información. Algunos también reclaman que pueden ayudar a prevenir la enfermedad de Alzheimer. El problema con muchos de estos programas es que proveen entrenamiento en unas tareas específicas. Claro está, al practicar estas tareas la persona mejora en la ejecución de las mismas. Sin embargo, para beneficiar al cerebro lo importante es que este entrenamiento se generalice a otras tareas. Aquí es que muchos programas fallan ya que lo único que proveen es una mejora en las tareas específicas del programa, pero no proveen ninguna mejora en otras tareas ni en los procesos cognitivos que se requieren en la vida real[1].

En este capítulo presentaremos sugerencias que han probado ser efectivas para mantener y mejorar las capacidades de nuestra mente.

Tras retirarse continúe trabajando

Aunque sea como voluntario o voluntaria. Esto le ayudará a sentirse útil y relevante. Si es un trabajo estimulante le ayudará a mantener la agilidad mental. Si su trabajo era uno aburrido aproveche el retiro para buscar un trabajo voluntario o a tiempo parcial que le sea estimulante o en el que pueda ayudar a otras personas.

Trabaje, pero sin excederse

El estrés producido por la sobrecarga de trabajo hace que se generen hormonas que pueden dañar el cerebro. La sobrecarga de trabajo también puede hacer que "explotemos" y caigamos en un estado depresivo o de apatía hacia la vida.

Mantenga el contacto y participación social

Los seres humanos tenemos una necesidad innata de compartir con otras personas. Muchas personas, a medida que envejecen pierden familiares y amistades cercanas y terminan aislándose. Existe evidencia que establece una relación entre el aislamiento social y la pérdida de capacidades cognitivas. Sin embargo, estos estudios sólo prueban una correlación y no es posible en base a ellos establecer que el aislamiento social es causa de pérdida de habilidades mentales. Para esto se necesitarían estudios en los que un grupo recibe participe en interacción social mientras que otro permanezca aislado y luego se sometan a prueba ambos grupos.

En un estudio con ratas llevado a cabo en la Universidad Estatal de Ohio en Columbus se encontró que ratas envejecientes que vivieron en grupos formados por siete ratas durante tres meses tuvieron un cerebro más saludable, con un menor grado de inflamación y una mejor memoria que otras ratas que vivieron el mismo tiempo en pares[2]. El estudio parece demostrar que el hecho de tener más compañeras con las cuales interactuar y la oportunidad de establecer relaciones más complejas fue de beneficio para su cerebro. Esto significa que contar con una más amplia red social puede proteger el cerebro de muchos de los cambios negativos asociados con la edad.

Probablemente la mejor evidencia en humanos proviene de un estudio organizado por Linda Fried, de la Escuela de Salud Pública de la Universidad Columbia. Este es un experimento a largo plazo que se ha convertido en un programa llamado Experience Corps en el que se reclutó un grupo de personas de edad avanzada para servir de mentores a niños de edad escolar. Otro grupo similar no tomó parte en esta actividad, sino que meramente se les estimuló a que participaran como voluntarios en algún programa u organización. Muchas de las personas participantes del estudio no trabajaban ni se ejercitaban y pasaban largas horas viendo televisión. Su nueva labor con los niños no sólo les proveyó la oportunidad de trabajar y tener contacto social sino sentir que lo que estaban haciendo tenía sentido y propósito ya que estaban contribuyendo al futuro de la sociedad.

Los que participaron como mentores de los niños, contrario a los que no participaron, obtuvieron numerosos beneficios relacionados con su salud física y mental, entre ellos mejores funciones cognitivas y un aumento en el tamaño del hipocampo[3].

En otro estudio acerca de este mismo programa se reclutó un grupo de personas con elevado riesgo de pérdida cognitiva según se estimara en base a su bajo puntaje en una prueba cognitiva. Estas personas fueron sometidas a una prueba de resonancia magnética funcional, entrenadas y luego asignadas a ayudar maestros en una escuela elemental durante quince horas a la semana por un periodo de seis meses. Tras este periodo fueron sometidas a otra prueba de resonancia magnética funcional en la que se demostró que los participantes tenían mayor actividad en dos áreas del cerebro: la corteza prefrontal y la corteza cingulada anterior, una región involucrada en funciones cognitivas complejas tales como: las emociones, el control de impulsos, la toma de decisiones y la empatía (la capacidad de compartir y entender los sentimientos de otras personas). Estos cambios estuvieron acompañados por mejoras en la función ejecutiva del cerebro. Los autores del estudio consideran que esto es evidencia de que el uso promueve la plasticidad del cerebro[4].

Otra forma en la que el contacto social puede ayudar es proveyendo apoyo en forma de amistades, familiares o miembros de algún grupo al que se pertenezca. Este apoyo puede ayudar en tiempos difíciles a reducir el estrés y los daños al cerebro que éste causa.

Por otra parte, como señalamos en el capítulo 2, algunas personas pueden sentirse solas aunque tengan contacto regular con amistades o parientes. Cuando alguien siente soledad tiene la sensación subjetiva de que las relaciones sociales que posee no llenan sus necesidades, que no se siente a gusto o que realmente no encaja con las personas con las que se relaciona. La persona que se siente sola puede pensar de forma negativa acerca de ella misma. Muchas veces prefiere la compañía de una o varias personas en particular y se resiente cuando esta o estas no pueden estar con ella. En estos casos es de ayuda darse cuenta de que si la persona con la que deseamos estar no ha podido aceptar estar con nosotros en ese momento particular no es porque haya nada malo con nosotros sino debido a circunstancias tales como compromisos previos. También es de ayuda evitar la desconfianza al conocer nuevas personas[5].

Aprenda sobre alguna materia hasta convertirse en experto o experta en la misma

El pensamiento de alto nivel que se espera de un experto ayuda a poner la mente en un estado óptimo. Además, el conocimiento que se utiliza frecuentemente es el que mejor se recuerda y más tiempo permanece. El aprendizaje continuo propicia la creación de nuevas conexiones en el cerebro y un incremento en la materia gris y blanca del cerebro[6].

Algunos estudios demuestran que las personas que tienen trabajos complejos y exigentes en términos intelectuales tienen un menor riesgo de demencia que los que no tienen este tipo de trabajo. En los Estados Unidos se llevó a cabo un estudio a largo plazo en el que se encontró que el nivel de educación era el más robusto pronosticador de la capacidad mental de las personas a medida que envejecían. En otras palabras, a más educación mayor era la probabilidad de preservar las capacidades cognitivas y la memoria[7].

Estos efectos no son producidos meramente por la educación formal que poseen estas personas sino por el hábito de aprender y de involucrarse en actividades mentalmente estimulantes. Cualquier persona puede involucrarse en estas actividades ya sea matriculándose en cursos y talleres, ya sea leyendo sistemáticamente sobre algún tema o aprendiendo consistentemente un nuevo arte u oficio. Tomar un curso puede proveer ventajas, especialmente cuando queremos aprender algo que nos es totalmente nuevo o cuando se trata de actividades que requieren el desarrollo de destrezas especializadas como, por ejemplo, tocar el piano o dibujar. Un curso nos proveerá una guía y evitará que no sepamos donde comenzar o cual es el próximo paso que debemos seguir.

No emprenda más de una nueva actividad a la vez de modo que se mantenga enfocado sin sentirse abrumado. Lo importante al emprender una nueva actividad es que esta sea compleja y retadora de modo que fuerce al cerebro a trabajar, enfrentar retos y resolver problemas. Es importante practicar consistentemente, de modo que lo que aprendamos se convierta en parte permanente de nuestra memoria[8].

Aprenda un nuevo idioma

Pero hágalo en cuatro años no en cuatro semanas. El conocimiento que se adquiere con el estudio constante a largo plazo permanece durante mucho más tiempo que el que se adquiere en un corto plazo. Según los resultados de un estudio llevado a cabo en la Universidad de Edimburgo en Escocia el bilingüismo tiene el efecto de hacer más lenta la pérdida cognitiva relacionada con la edad, no importando si el segundo idioma se aprendió en la niñez o en la edad adulta. En este estudio los efectos más notables del bilingüismo fueron en las áreas de inteligencia general y lectura[9]. Conocer dos idiomas también puede hacer varias áreas del cerebro más eficientes, por lo cual requieren menos esfuerzo para llevar a cabo una tarea. Según uno de los autores de un estudio sobre este tema publicado en mayo de 2018, esto pudiera proteger contra la pérdida cognitiva y retardar el comienzo de la demencia[10].

Según Mark Antoniou, psicolingüista de la Universidad Western Sydney en Australia, el bilingüismo puede proveer ventajas cognitivas que comienzan desde la temprana niñez y perduran a lo largo de la vida. Según Antoniou, uno de los beneficios del bilingüismo consiste en que mejora la función ejecutiva del cerebro que, como ya hemos mencionado, se refiere a la capacidad de prestar atención, planificar, manejar el tiempo, organizar y cambiar de una a otra tarea. Este investigador señala que en las personas bilingües los dos idiomas se activan automática y subconscientemente y la persona está constantemente manejando la interferencia entre ambos idiomas para no decir las palabras en el idioma incorrecto. Este entrenamiento constante hace que se desarrollen áreas del cerebro utilizadas cuando estamos tratando de completar una tarea en medio de distracciones como por ejemplo escuchar una conversación o llevar a cabo una tarea en un ambiente ruidoso[11].

Dominar más de un idioma también causa un aumento en la materia gris del ciertas áreas del cerebro entre ellas la corteza prefrontal, promueve la integridad de la materia blanca del cerebro a medida que se envejece y mantiene la conexión entre neuronas de modo que haya una mejor comunicación entre estas.

Tome cursos de algún instrumento musical

Aprender a tocar un instrumento musical, especialmente si se aprende a leer música, ha probado ser de gran beneficio para nuestro cerebro[12]. El entrenamiento musical es de beneficio para el cerebro tanto en niños como en adultos. Las lecciones de música ayudan a los niños a mejorar sus capacidades cognitivas, incluyendo inteligencia verbal, inhibición (la capacidad de suprimir acciones inapropiadas o que ya no son requeridas) y planificación[13 14].

Estudios publicados a finales de 2017 muestran que el entrenamiento musical en los niños ayuda al desarrollo del cerebro. El aprendizaje musical produce cambios en la estructura de la materia gris y la materia blanca del cerebro. También fomenta la participación de las redes de neuronas responsables de la toma de decisiones, la capacidad de enfocar la atención y de inhibir los impulsos. También se halló que el entrenamiento musical acelera la maduración de aquellas áreas del cerebro que controlan el procesamiento de sonidos, la percepción de sonidos, las habilidades relacionadas con la lectura y el desarrollo del lenguaje[15].

Tocar un instrumento musical es un acto complejo para lo cual se necesita la participación coordinada de varias regiones del cerebro entre ellas las regiones motoras, las que tienen que ver con la audición, y el sistema perceptual. Un estudio llevado a cabo con adultos jóvenes en el Baycrest Health Sciences en Toronto demostró que el aprendizaje de los movimientos finos necesarios para tocar un instrumento cambia las ondas cerebrales y la percepción de los sonidos[16].

En otro estudio realizado en la Universidad Northwestern en Illinois con músicos y no músicos entre 45 y 65 años se halló que los músicos tenían mejor memoria auditiva y mejor capacidad para escuchar a alguien hablando en medio de un ambiente ruidoso. Estas son habilidades que disminuyen con la edad[17]. Según Nina Kraus, quien formó parte del grupo que realizó este estudio, el entrenamiento musical "afina" el sistema nervioso y es razonable pensar que agudiza las capacidades relevantes al procesamiento musical[18].

El entrenamiento musical también puede mejorar la memoria de trabajo, la memoria visual de largo plazo y la velocidad de procesamiento de información en algunas áreas del cerebro según los hallazgos de un estudio de la Universidad de Texas en Arlington[19]. También, al igual que en el caso de las personas bilingües, aprender a tocar un instrumento musical hace al cerebro más eficiente[20].

Las habilidades auditivas desarrolladas tras años de entrenamiento musical se extienden a áreas tales como el habla, el lenguaje, la emoción y el procesamiento auditivo que no son exclusivas de la música, según evidencia presentada en un artículo publicado en 2010 en la revista Nature Reviews Neuroscience[21].

Hallazgos presentados en la reunión anual de la Sociedad para la Neurociencia de 2013 indican que el entrenamiento musical mejora la capacidad de integrar la información sensorial proveniente de la vista, el oído y el tacto[22].

Según William Klemm, profesor de neurociencia en la Universidad A&M de Texas las habilidades adquiridas a través del entrenamiento musical pueden ayudar en tareas no relacionadas directamente con la música tales como aprender y recordar mejor el contenido de una conferencia o un discurso o aprender los sonidos de un nuevo idioma[23].

Al aprender y en sus actividades cotidianas utilice todos sus sentidos

Cuantos más sentidos involucremos en una tarea de aprendizaje más regiones del cerebro estaremos activando y ejercitando. También aprenderemos más efectivamente, según muchos estudiosos de este tema. Estudios utilizando imágenes del cerebro muestran una mayor activación en las áreas de procesamiento de información del cerebro cuando se aprende de forma multisensorial que cuando se aprende utilizando un solo sentido[24].

Apague el televisor

Mejor lea, haga ejercicio o practique su pasatiempo predilecto. Pasar mucho tiempo sentado viendo la televisión ha sido relacionado con un mayor riesgo de cáncer, enfermedades cardiacas, diabetes, influenza y/o pulmonía, enfermedad de Parkinson y enfermedades del hígado. También la televisión ha sido relacionada con una menor satisfacción con la vida, menos interacción social, mayor probabilidad de desarrollar coágulos sanguíneos y un mayor riesgo de demencia. Para las personas que invierten tres o más horas diarias sentados o sentadas frente al televisor el ejercicio puede disminuir los riesgos, pero no eliminarlos por completo[25][26].

Muchas personas de edad avanzada invierten mucho tiempo mirando televisión. En un estudio llevado a cabo en los Estados Unidos se determinó que las personas de más de 65 años pasan mucho más tiempo frente al televisor que las más jóvenes y que los efectos negativos son también mayores en estas personas de mayor edad[27]. Según este estudio, aunque las personas de edad avanzada invierten mucho tiempo viendo la televisión obtienen menos satisfacción de esto que las más jóvenes. Por el contrario, actividades tales como socializar y hacer ejercicio les causan mayor satisfacción y emociones positivas.

En otro estudio publicado en agosto de 2017 se encontró que personas de 50 o más años que ven 5 o más horas de televisión al día tienen un riesgo 65 por ciento mayor de desarrollar eventualmente discapacidad para caminar que las que ven menos de dos horas diarias de televisión. Según la Dra. Loretta DiPietro, quien dirigiera este estudio, sentarse a ver televisión durante largos periodos, especialmente durante las noches, es una de las cosas más peligrosas que pueden hacer las personas de edad avanzada[28].

Lea, especialmente libros

La lectura de libros fomenta lo que se ha llamado lectura profunda en la cual nos vemos obligados a hacer conexiones entre lo dicho en diversos capítulos, al igual que entre lo que conocemos y lo que nos dice el libro que leemos. También fomenta la lectura crítica y nos ayuda a mejorar nuestro vocabulario. Según un estudio llevado a cabo en la Universidad de Santiago de Compostela, en España, un vocabulario amplio mejora nuestra reserva cognitiva, esto es, la capacidad que tiene el cerebro de encontrar formas alternas de llevar a cabo una tarea y así compensar por la pérdida de funciones[29].

Las actividades que hemos sugerido en este capítulo han probado ser efectivas para preservar la salud de nuestro cerebro, e incluso mejorar nuestras capacidades cognitivas. Sin embargo, esto sólo ocurre cuando la actividad o actividades que emprendemos son unas que disfrutamos y que encontramos útiles y significativas[30]. De otro modo nos será muy difícil continuar en ella durante un periodo prolongado y aun si lográsemos perseverar en llevarla a cabo es muy probable que resulte sernos de muy poca utilidad.

Puntos principales del capítulo

En este capítulo hemos considerado varias acciones que podemos llevar a cabo para estimular nuestro cerebro y mantenerlo saludable. Muchas personas invierten demasiado tiempo frente al televisor lo cual puede ser perjudicial para la salud. Es importante llevar a cabo tareas que impliquen un reto y requieran esfuerzo mental. Es de utilidad también involucrar todos los sentidos que podamos en la tarea de aprendizaje.

El entrenamiento musical, en particular, es de gran beneficio para el cerebro tanto de niños como de adultos. Aprender un nuevo idioma es otra actividad que puede mejorar la eficiencia del cerebro y protegerlo contra el deterioro cognitivo. También es importante mantener el contacto y la participación social. Existe evidencia de que esto puede redundar en un mejoramiento de nuestras capacidades cognitivas y una mayor plasticidad del cerebro.

Capítulo 6

Cómo proteger nuestro cerebro del estrés y la ansiedad

NUESTRO CEREBRO ES el órgano que decide cuando una situación o evento es amenazante, es el que almacena la memoria de estos eventos y es el que regula las respuestas de nuestro organismo ante estos. Por esto se puede decir que es el órgano central relacionado con el estrés y con la adaptación de nuestro organismo ante los eventos o circunstancias que nos provocan estrés[1]. También es uno de los órganos que más se afecta cuando el estrés se sale fuera de control.

En el capítulo 2 hemos mencionado los efectos dañinos del estrés y la ansiedad sobre el cerebro. La pregunta ahora es ¿Qué podemos hacer para controlar el estrés y la ansiedad y evitar sus efectos dañinos sobre el cerebro?

En este capítulo expondremos algunas acciones que podemos tomar para controlar el estrés.

Reconozca y rete los pensamientos estresantes

Nuestros pensamientos pueden disparar una respuesta de estrés aun en ausencia de una amenaza real. Algunas personas tienen dificultad para dejar de enfocar su atención en situaciones negativas. Otras piensan e imaginan toda clase de situaciones catastróficas relacionadas con algún evento o situación en su vida y reaccionan como si sus pensamientos correspondieran a la realidad. Es como si no se dieran

115

cuenta que sus pensamientos son sólo pensamientos y que no necesariamente corresponden a la realidad. Cuando tenemos este tipo de pensamiento nuestro cuerpo reacciona liberando hormonas de estrés, especialmente cortisol.

Reconocer los pensamientos catastróficos y negativos nos ayuda a retarlos y sustituirlos por pensamientos más optimistas. Recuerde que cada situación de la vida puede verse desde más de una perspectiva. ¿Por qué hemos de escoger la más negativa?

Aprenda a relajarse

Muchas personas piensan que relajarse es sinónimo de sentarse a ver televisión luego de un pesado día de trabajo. Sin embargo, este no es un medio efectivo para combatir el estrés. La relajación es realmente un estado de descanso profundo que es lo contrario de la respuesta de estrés.

La respuesta de relajación - Una sencilla pero efectiva técnica de relajación se basa en las investigaciones del Dr. Herbert Benson, cardiólogo y profesor de la universidad de Harvard[2]. Esta técnica va dirigida a inducir lo que Benson llamó la "respuesta de relajación" por medio de la cual se reducen los estados de ansiedad, se aquieta la mente y se combaten los efectos del estrés. Incluso, se ha encontrado que las personas que inducen la respuesta de relajación inmediatamente antes de estudiar o tomar un examen logran mejores resultados que las personas que no lo hacen.

Por medio de la respuesta de relajación la presión sanguínea se reduce o se estabiliza, la respiración se vuelve más profunda y más lenta, aumenta el flujo de sangre al cerebro, el ritmo cardiaco se vuelve más lento, y los músculos se relajan[3].

Para inducir la respuesta de relajación escoja una palabra, sonido, frase u oración que sea de su agrado. Siéntese en una posición cómoda. Cierre los ojos, relaje los músculos y respire lenta y naturalmente. Con cada exhalación vaya repitiendo mentalmente la palabra o frase que escogió. Asuma una actitud pasiva. Si le vienen a su mente pensamientos que lo distraen, descártelos tranquilamente y continúe con su respiración. Siga repitiendo la palabra o frase durante unos 10 o 20 minutos a la vez que continúa con su respiración lenta. Al cabo de este tiempo deberá sentirse en un estado de calma y tranquilidad internas. Para lograr los mejores resultados debemos practicar esta técnica consistentemente una o dos veces al día. Es posible también inducir la respuesta de relajación mientras nos encontramos llevando a cabo cualquier actividad que consista de movimientos repetitivos. Por ejemplo, si estamos caminando o trotando, podemos concentrarnos sobre los pasos que damos.

Otra técnica efectiva es la siguiente - Enfoque su atención en la respiración. Siéntese derecho, cierre los ojos y coloque una mano debajo del ombligo y la otra sobre el pecho. Inhale lentamente a través de la nariz de modo que la mano sobre su estómago se levante. Sienta su respiración subiendo desde el estómago hacia la cabeza. Detenga la respiración durante tres segundos. Ahora exhale lentamente a través de la boca a la vez que contrae los músculos del abdomen. Detenga nuevamente la respiración durante tres segundos. Repítalo durante 5 a 7 minutos. Cuando inhale asegúrese de hacerlo con el abdomen. De este modo inhalará más oxígeno. Si se le dificulta hacerlo sentado inténtelo acostado.

Es posible que esta y otras técnicas similares tengan la capacidad de no sólo beneficiarnos en el momento en que las practicamos, sino que también puedan lograr un cambio en la forma en que respondemos al estrés en el futuro[4].

Si piensa que no tiene tiempo para practicar estas técnicas pruebe llevando a cabo unas mini relajaciones. Reduzca el ritmo al que trabaja o lleva a cabo una tarea y preste atención a cada aspecto de lo que está haciendo en el momento.

Haga ejercicio

Una caminata, ejercicios de estiramiento o subir escaleras puede ayudarnos a reducir el estrés y sus efectos. Mejor aún, ejercítese regularmente. Nuestro cuerpo maneja mejor el estrés cuando estamos en buena condición física.

Algunos investigadores creen que el ejercicio ayuda a combatir el estrés por medios tanto biológicos como psicológicos. Biológicamente, por la forma en que influye sobre nuestros neurotransmisores y psicológicamente, aumentando nuestra sensación de bienestar y estima propia. Las personas que llevan a cabo regularmente ejercicio aeróbico tienen una menor probabilidad de sufrir trastornos relacionados con el estrés tales como depresión, trastorno bipolar y ansiedad. Se ha encontrado que el ejercicio aeróbico moderado o intenso durante 20 minutos o más ayuda a reducir la ansiedad[5].

En un estudio se reclutaron 68 personas físicamente inactivas que estaban a cargo de cuidar familiares con demencia. Estos cuidadores reportaron sentir altos niveles de estrés. Una parte de estos fue asignada a llevar a cabo 40 minutos de ejercicio aeróbico de tres a cinco veces por semana, mientras que a los otros se les indicó que no alteraran su actividad física. Al final, se halló que los que se ejercitaron reportaron sentir menos estrés, además de mejorar su condición física. También se encontró un aumento en el largo de los telómeros de las células blancas de la sangre de los que se ejercitaron[6]. Los telómeros son una región localizada al final de los cromosomas que los protegen contra el deterioro y evitan que se adhieran a otros cromosomas. Con la edad los telómeros se acortan hasta llegado el momento en que mueren o pierden la capacidad de replicarse. Este estado ha sido asociado con diversos problemas de salud, entre ellos enfermedades cardiovasculares. En la actualidad se discute si el estrés es un factor que contribuye al acortamiento de los telómeros[7].

Aprenda algo nuevo

David Mayer, profesor de la Universidad de Michigan y otros investigadores han llevado a cabo estudios en los que se ha encontrado que aprender algo nuevo puede ser incluso más efectivo que la relajación para combatir el estrés[8]. Al aprender desarrollamos nuevos recursos que amortiguan los efectos del estrés. El aprendizaje también puede ser una forma efectiva de restaurar la energía y la vitalidad. Nos ayuda a entender que nuestras habilidades no son fijas e inmodificables sino que podemos mejorarlas[9]. Esto es de gran ayuda para enfrentar los retos y evitar los efectos dañinos del estrés.

Evite el azúcar y las comidas altas en grasas

Muchas personas desean consumir golosinas, postres y otros alimentos con elevados niveles de azúcar y grasa cuando se sienten estresadas. Sin embargo, esto es perjudicial. El deseo de consumir azúcar y grasas proviene de los elevados niveles de cortisol causados por el estrés. Sin embargo, el azúcar a su vez eleva los niveles de cortisol creando un círculo vicioso que conduce a más estrés, obesidad y diversos problemas de salud. El azúcar también puede agravar los síntomas de ansiedad.

Procure dormir bien

El estrés impone una gran carga sobre nuestro cuerpo y este necesita tiempo y sueño de calidad para recuperarse. El número de horas que dormimos, así como las horas a las que dormimos son de importancia. El insomnio ha sido asociado a un incremento de 24 horas en la secreción de cortisol[10]. También se ha encontrado que los trabajadores de turnos rotativos que duermen de día duermen menos tiempo y tienen un elevado nivel de cortisol lo cual disminuye la calidad del sueño y reduce su capacidad restaurativa[11].

Si bien es importante dormir cierta cantidad de horas, dormir demasiado puede ser también indicio de problemas. Un estudio llevado a cabo en Corea con personas entre 40 y 69 años se encontró que tanto dormir menos de seis horas diarias como dormir más de diez está asociado a problemas de salud. Según los hallazgos de este estudio los hombres que duermen menos de seis horas o más de diez tienen un mayor riesgo de síndrome metabólico. Las mujeres que duermen más de diez horas también tienen un elevado riesgo de esta condición[12].

Es preferible acostarse temprano a tratar de compensar levantándose más tarde. Las personas que se acuestan tarde en la noche tienen una mayor probabilidad de tener una pobre calidad de sueño y de desarrollar diabetes y otros problemas de salud, aunque duerman el mismo número de horas que los que se acuestan más temprano[13].

Consejos para dormir mejor

Mantenga un horario regular para acostarse y levantarse. De este modo nuestro reloj biológico estará correctamente sincronizado mejorando nuestro sueño y otras funciones biológicas.

No haga ejercicio cerca de la hora de dormir. Deje pasar cuando menos cuatro horas entre el ejercicio e ir a la cama.

Evite comer en demasía antes de acostarse. El proceso digestivo puede interferir con el sueño.

Acuéstese sólo cuando tenga sueño. No permanezca en la cama esperando a que le de sueño. Si tras quince o veinte minutos no puede dormirse levántese y lleve a cabo alguna actividad relajante. Cuando tenga sueño vuelva a la cama.

Expóngase al sol durante la mañana. Nuestro organismo necesita unos patrones regulares de luz y oscuridad. Hoy día muchas personas pasan largas horas en una oficina sin exponerse a la luz solar. Exponerse al sol unos 15 minutos durante horas tempranas le ayudará a sincronizar su reloj interno y beneficiará la producción de melatonina, una hormona que regula el sueño. También le ayudará a producir vitamina D.

Limite su exposición a luz brillante durante la noche. Esto altera los ritmos naturales del cuerpo, causando insomnio y otros problemas de salud[14]. Uno de los problemas del sueño que la exposición a luz brillante nocturna puede causar se conoce como Síndrome de la Fase del Sueño Retrasada en el cual la persona tiende a dormirse muy tarde en la noche y luego tiene problemas para despertarse a tiempo para cumplir sus compromisos matutinos[15]. Probablemente la luz más perjudicial a la que podemos exponernos durante la noche es la luz azul que es emitida por las pantallas de las computadoras y los teléfonos[16].

Elimine el cigarrillo. Muchas personas no saben que, además de los otros males del fumar, hacerlo cerca de la hora de dormir puede perturbar el sueño y hacer que nos despertemos varias veces en la noche[17]. Hay estudios que demuestran que en los fumadores se registra una disminución de la etapa más profunda del sueño, es decir, aquella en que predominan las ondas delta. Fumar también causa congestión en las vías respiratorias e inflamación en las mucosas lo que tiene como resultado que el flujo de aire se obstaculiza causando problemas similares a los de la apnea del sueño.

No ingiera cafeína cerca de la hora de dormir. Casi todo el mundo sabe que la cafeína dificulta el dormir. Lo que algunos no toman en cuenta es que no basta con meramente eliminar el café cerca de la hora de acostarnos. Existen otras fuentes de cafeína que no son tan conocidas que pueden alterar el sueño de igual manera. Entre estas se encuentran los refrescos carbonatados, el chocolate y algunos tipos de té. La sensibilidad de las personas a la cafeína es muy variada. Algunas personas la eliminan muy lentamente del organismo. Para estas personas basta una cantidad pequeña de cafeína como la que se encuentra en el chocolate para causarles insomnio.

Evite recurrir al alcohol como un remedio para el insomnio. Muchas personas utilizan el alcohol como una ayuda para dormir. Sin embargo, esto puede ser contraproducente. El alcohol ciertamente puede ponernos a dormir, pero más tarde en la noche, a medida que el cuerpo lo metaboliza, éste se convierte en unas sustancias llamadas aldehídos que hacen que el sueño se vuelva inestable. El alcohol también impide que alcancemos un sueño profundo y suprime la etapa del sueño de movimientos oculares rápidos que es de gran importancia para el procesamiento y consolidación de la memoria. Las personas que utilizan el alcohol para dormir corren el riesgo de que el próximo día sientan que no han dormido bien y como resultado ingieran más alcohol para dormir. Esto conduce a un dañino círculo vicioso[18].

Si a pesar de seguir estos consejos los problemas del sueño persisten se debe investigar si existe una causa médica para ello. La acidez estomacal, problemas cardiacos, la diabetes, el hipertiroidismo, condiciones renales y problemas respiratorios son algunas de las condiciones que pueden interferir con el sueño.

Duerma de lado

Nuestro sistema nervioso central (cerebro y médula espinal) contiene un sistema de canales para deshacerse de los productos de desecho que está formado por un tipo de células gliales llamadas microglía. A este sistema se le conoce como el sistema glifático[19]. Según un estudio realizado en la Universidad Stony Brook en Nueva York dormir de lado ayuda a que este sistema funciones más eficientemente lo cual puede ayudar a prevenir la enfermedad de Alzheimer, la enfermedad de Parkinson y otros problemas neurológicos[20].

No es recomendable depender de medicamentos para dormir. Existe evidencia de que las personas que utilizan estos medicamentos sólo duermen entre treinta y cuarenta minutos más que las personas que nos los utilizan. Más aún el sueño que se obtiene con estos medicamentos no es igual al sueño normal y es probablemente menos efectivo. Algunos de estos medicamentos suprimen el sueño de movimientos oculares rápidos y el sueño de ondas lentas, lo cual puede afectar la capacidad restaurativa del sueño[21]. También algunos de estos medicamentos pueden causar dependencia. Cuando se usan durante tiempo prolongado el cuerpo desarrolla tolerancia y requiere dosis cada vez más elevadas. Esto aumenta el riesgo de respiración deprimida durante el sueño lo cual es extremadamente peligroso. Por esta y otras razones no es recomendable consumir estos medicamentos durante más de diez días seguidos.

Algunos medicamentos antialérgicos que se venden sin receta contienen difenhidramina la cual provoca sueño y son también utilizados para el insomnio. La difenhidramina es un anticolinérgico cuyo uso prolongado está asociado a un aumento en el riesgo de desarrollar demencia según algunos estudios[22].

Consuma kiwi antes de acostarse. En la Universidad Médica Taipei en Taiwan se realizó un estudio en el que un grupo de personas entre las edades de 20 y 55 años consumieron dos kiwis una hora antes de retirarse a dormir. Tras cuatro semanas se encontró que estas personas se dormían más rápidamente, despertaban menos durante la noche y la calidad del sueño mejoró[23].

Escuche música relajante. Existe evidencia de que este tipo de música puede reducir los niveles de cortisol[24]. La música supera a numerosas otras actividades ya que activa simultáneamente un gran número de regiones cerebrales. La música también altera la química cerebral y provee beneficios cardiovasculares que a su vez repercuten en una mejor salud para nuestro cerebro. Por ejemplo, la música ayuda a relajar las arterias y a que el ritmo cardiaco y la presión sanguínea retornen más rápidamente a la normalidad luego del ejercicio físico[25].

Puntos principales del capítulo

El cerebro es uno de los órganos más afectados por el estrés. Un estado de estrés puede ser activado por nuestros pensamientos aun cuando no estemos ante una amenaza real. Esto provoca la liberación de hormonas tales como el cortisol que pueden a la larga ser dañinas. Sin embargo, podemos retar los pensamientos estresantes y sustituirlos por otros más optimistas. Existen también técnicas para lograr lo que se conoce como una respuesta de relajación que es un estado profundo de relajación profunda contrario al estrés. El ejercicio regular promueve una buena condición física que nos ayuda a manejar mejor el estrés.

Para combatir los efectos dañinos del estrés también debemos dormir bien. Es importante mantener un horario regular para acostarnos y levantarnos, evitar el ejercicio y la comida cerca de la hora de dormir, acostarnos sólo cuando tengamos sueño, exponernos a un breve periodo de luz solar temprano en la mañana, evitar la exposición a luz brillante, especialmente de tonalidad azul durante la noche, eliminar el fumar, no consumir cafeína cerca de la hora de dormir y evitar el alcohol. Si a pesar de todo continúa teniendo problemas para dormir se debe investigar si existe un problema médico. No es recomendable utilizar durante tiempo prolongado medicamentos para dormir. Algunos pueden ocasionar respiración deprimida. También reducen la calidad del sueño.

Cuando están bajo estrés, muchas personas desean consumir alimentos altos en grasas y azúcar. Sin embargo, esto es perjudicial y aumenta el nivel de estrés. Por otra parte, escuchar música relajante puede ser de ayuda.

Capítulo 7

Protegiendo nuestra memoria

EN MÚLTIPLES LUGARES de este libro hemos hecho mención de la memoria. En este capítulo consideraremos algunas estrategias para preservarla, e incluso mejorar sus capacidades. La memoria nos permite desde recordar nuestro nombre o el del lugar donde vivimos hasta desarrollar y llevar a cabo habilidades complejas como correr bicicleta o tocar el violín.

Algunas personas tienen una habilidad innata mayor que otras para memorizar y retener lo que aprenden. Esto se debe a factores genéticos. Aunque una parte considerable de nuestra memoria se debe a estos factores, otra parte también considerable de nuestra memoria se debe a factores tales como la educación, la dieta, e incluso el ejercicio.

Cómo trabaja nuestra memoria

En primer lugar, consideremos brevemente qué es la memoria y cómo funciona.

Nuestra memoria se compone de tres etapas o procesos:

- Codificación – En este primer paso las neuronas reciben información por medio de los órganos sensoriales (visón, audición, tacto, gusto y olfato) y la transmiten a las regiones del cerebro asociadas con cada uno de estos. La información se mueve del axón de una neurona a las dendritas de otra a través de los espacios microscópicos llamados sinapsis hasta llegar al hipocampo. Allí la información proveniente de los diversos sentidos se combina para formar una única memoria. Por ejemplo, si estamos en el campo, la vista de las flores, el olor de estas y el sonido del viento llegan al cerebro por rutas distintas. En el hipocampo estas distintas sensaciones se unen. Otra región del cerebro llamada la amígdala decide si la información debe ser recordada.

- Almacenamiento – Del hipocampo la memoria viaja hacia la corteza frontal del cerebro la cual actúa como un centro de almacenaje de información. Existen dos tipos de almacenaje: la memoria a corto plazo o de trabajo y la memoria a largo plazo. La primera permanece poco tiempo (generalmente menos de un minuto) y está limitada a alrededor de siete datos a la vez. Consiste de información como, por ejemplo, un número telefónico que alguien nos dice, y que recordamos el tiempo suficiente para marcarlo. También la memoria a corto plazo es la que cuando estamos leyendo un libro nos permite recordar la oración que acabamos de leer el tiempo suficiente para poder entender en contexto la oración siguiente. La memoria a largo plazo es aquella información que retenemos durante años o quizás toda la vida. Contrario a la memoria a corto plazo, la memoria a largo plazo puede contener una cantidad prácticamente ilimitada de información. En la memoria a largo plazo se almacenan no sólo datos sino la memoria de cómo llevar a cabo acciones tales como caminar, correr bicicleta o tocar un instrumento musical.

- Recuperación o recuerdo – Si codificamos y almacenamos la información, pero no podemos recuperarla, de nada nos sirve. Cuando recordamos algún evento nuestro cerebro repite el patrón de actividad neuronal que generamos cuando llevamos a cabo el evento.

La memoria humana y la computadora

Algunas personas tienen la idea de que nuestra memoria funciona del mismo modo que la memoria de una computadora. Sin embargo, existen enormes diferencias entre una computadora y el cerebro humano. En cuanto a la memoria una de estas es que en la computadora las memorias se almacenan en un lugar específico (el disco duro) mientras que en el cerebro humano hay numerosas áreas implicadas en el almacenamiento de las memorias. Otra diferencia es que nuestro cerebro no almacena las memorias de la misma manera que una computadora o una grabadora de video. Cuando creamos una memoria y cuando la traemos a nuestro recuerdo nuestro cerebro toma parte activa procesando e interpretando la información. Estos procesos influyen en la forma que recordamos algo. Cuando recordamos no meramente sacamos la memoria de un disco duro o tarjeta de memoria, sino que la reconstruimos.

Fortaleciendo nuestra memoria

Mientras más veces nos exponemos a una situación, practicamos alguna destreza, o recordamos un dato más se fortalecerán las conexiones entre las neuronas involucradas.

A quienes interesan operar como taxista en Londres se les requiere aprobar un examen que requiere memorizar alrededor de 25,000 calles de la ciudad y miles de lugares de interés. Este examen ha sido descrito como uno de los más difíciles en el mundo y equivalente a tener un Atlas de la ciudad de Londres en la cabeza. Existen estudios que demuestran que tras el entrenamiento para este examen, que requiere entre tres y cuatro años de estudio, se produce un crecimiento en una región del cerebro conocida como el hipocampo posterior. Sin embargo, la adquisición de este vasto conocimiento tiene un precio ya que los que logran aprobar este examen muestran una menor capacidad en otras tareas de memoria y aprendizaje relacionadas con información visual[1].

El celular y la memoria humana

Según un estudio llevado a cabo en Suiza con adolescentes y dado a conocer en julio de 2018 la exposición a la radiación producida por los teléfonos celulares afecta negativamente el desarrollo de la memoria figurativa (la capacidad de recordar formas). Este efecto es mayor cuando el teléfono se coloca sobre el lado derecho de la cabeza[2][3].

Algunas personas utilizan técnicas para memorizar mejor y llevar a cabo tareas de memoria que parecieran imposibles para el común de la gente. En un estudio publicado en la revista Neuron en 2017 un grupo de personas fue entrenada durante seis meses en una de estas técnicas conocida como el método de loci o palacio de los recuerdos. Otro grupo recibió entrenamiento dirigido a mejorar su memoria de trabajo, mientras que un tercer grupo no recibió ningún entrenamiento. Transcurridos los seis meses el grupo que recibió entrenamiento en el método de loci no sólo pudo recordar sustancialmente más palabras de una lista que los otros, sino que pasados cuatro meses adicionales, sin recibir entrenamiento adicional, sus nuevas habilidades permanecieron sustancialmente inalteradas. Un escaneo cerebral demostró que los patrones de conexión cerebrales de estas personas habían cambiado y ahora se parecían a los de campeones de memorización[4].

El método de loci consiste en enlazar la información que adquirimos con su localización en lugares que nos son familiares. Por ejemplo, si nos dan una lista de objetos para aprender podemos imaginar cada objeto en un lugar particular de nuestra casa. Al repasar mentalmente los distintos lugares de nuestra casa vendrán a nuestra memoria los objetos que hemos asociado con estos. Cuando la asociación que hemos hecho entre un lugar particular y un objeto es inusual esto nos ayudará a recordar aún mejor.

Ya hemos hablado acerca de los beneficios del ejercicio para nuestro cerebro. En cuanto a la memoria, el ejercicio es importante para preservar sus capacidades. El ejercicio mejora el flujo de sangre al cerebro lo que ayuda a fortalecer las conexiones entre neuronas.

También es posible que el ejercicio contribuya a aumentar la cantidad de factores de crecimiento y otras sustancias en el cerebro[5]. El ejercicio moderado, como por ejemplo, caminar, también hace que se libere una hormona llamada osteocalcina que se produce en los huesos. Existe evidencia de que esta hormona tiene efectos positivos sobre la memoria.

Una forma de aprender mejor y consolidar las memorias es por medio del ejercicio aeróbico luego de una tarea de aprendizaje. Para que esto funcione el ejercicio debe llevarse a cabo no inmediatamente sino unas cuatro horas luego de estudiar[6].

Como ya hemos mencionado el sueño es vital para la consolidación de la memoria. Investigadores de la Universidad de York en Inglaterra descubrieron que el sueño nos ayuda a fortalecer nuevas y antiguas versiones de la memoria de un mismo acontecimiento. Esto nos permite utilizar la memoria de una forma más eficiente adaptándola a nuevos conocimientos[7].

Jakke Tamminen, profesor de psicología en la Universidad Royal Holloway en Inglaterra ha llevado a cabo investigaciones en las que un grupo de personas aprende una serie de nuevas palabras. Tras aprenderlas, parte de estas personas permanece una noche sin dormir mientras que los demás duermen normalmente. El resultado es que los que durmieron normalmente recordaron sustancialmente mejor las nuevas palabras, tanto pasado un día como una semana después de aprenderlas, que los que permanecieron despiertos. Aun cuando el grupo que permaneció despierto intentó, durante las noches siguientes, recuperar el sueño perdido, no pudieron llegar a recordar tan bien como los que durmieron la noche inmediatamente después del aprendizaje. Según Tamminen, aunque no estemos estudiando nuestro cerebro sí continúa estudiando durante el sueño[8].

Cómo señaláramos en el capítulo 2 siete a ocho horas de sueño diarias parece ser la cantidad óptima para un mejor funcionamiento de nuestro cerebro y protegerlo contra la pérdida cognitiva, el envejecimiento prematuro y los daños causados por los radicales libres.

Existe evidencia que apunta a que los arándanos azules pueden ayudar a mejorar la memoria en personas en las que esta ha sufrido deterioro. Esta fue la conclusión de un estudio en el que un grupo de adultos con deterioro de la memoria ingirió jugo de arándano durante doce semanas tras lo cual se encontró que obtuvieron un mejor desempeño en pruebas de memoria que los que no ingirieron jugo de arándano[9]. El chocolate negro es otro alimento acerca del cual existe evidencia de que puede ayudar a mejorar la memoria[10]. Como ya señaláramos en el capítulo 2, el chocolate negro y los arándanos azules tienen un elevado contenido de sustancias antioxidantes llamadas polifenoles que protegen nuestro cerebro de los daños causados por los procesos oxidativos. Además poseen propiedades antiinflamatorias.

Otro nutriente que ya hemos mencionado son los ácidos grasos Omega 3. En un estudio se encontró que luego de la suplementación con 900 miligramos diarios de DHA, uno de estos ácidos grasos Omega 3, un grupo de adultos que sufrían de pérdida cognitiva relacionada con la edad tuvieron un desempeño mejor en pruebas de memoria y aprendizaje que otro grupo que ingirió un placebo[11]. En otro estudio un grupo de personas de mediana y avanzada edad cuya dieta fue suplementada durante cinco semanas con Omega 3 obtuvo un mejor puntaje en una prueba de memoria de trabajo que otro grupo que no recibió esta suplementación[12].

Puntos principales del capítulo

Ciertos factores genéticos influyen en nuestra capacidad para memorizar. Sin embargo, otros factores como la educación, la nutrición y el ejercicio también influyen y pueden ayudarnos a preservar nuestra memoria hasta edades avanzadas. Contrario a como sucede en una computadora, son numerosas las áreas del cerebro que toman parte en el proceso de almacenar memorias y recordar. La memoria humana se compone de tres procesos, a saber: codificación, almacenamiento y recuperación o recuerdo. En estos procesos intervienen las regiones del cerebro implicadas en la percepción sensorial y otras regiones tales como el hipocampo y los lóbulos frontales.

Existen técnicas que nos ayudan a memorizar mejor, entre ellas el método de loci, que consiste en enlazar la información que adquirimos con su localización en lugares que nos son familiares. El ejercicio es importante para preservar nuestra memoria ya que ayuda a mejorar el flujo de sangre al cerebro, lo cual ayuda a fortalecer las conexiones entre neuronas. También pudiera aumentar la cantidad de sustancias tales como factores de crecimiento en el cerebro. El sueño es también de gran importancia para la consolidación de memorias y para hacer la memoria más eficiente[13].

Capítulo 8

La enfermedad de Alzheimer

PARA MUCHAS PERSONAS uno de los mayores temores a la vejez es la posibilidad de desarrollar enfermedad de Alzheimer. Esta es una enfermedad que va destruyendo las células del cerebro, afectando la memoria, el razonamiento y eventualmente la capacidad para llevar a cabo las tareas más básicas de la vida.

El Alzheimer es la más común de un grupo de enfermedades conocidas como demencia. Demencia es un término general que se utiliza para la pérdida de memoria y otras capacidades cognitivas lo suficientemente grave como para interferir con la vida diaria. Algunos otros tipos de demencia son:

- Demencia con cuerpos de Lewy – es la segunda más común causa de demencia progresiva después del Alzheimer. Se estima que en los Estados Unidos representa cerca del 20 por ciento de los casos de demencia. Se cree que es causada por el depósito de unas microscópicas partículas de una proteína llamada alfa-sinucleína dentro de las neuronas. Estos depósitos, conocidos como cuerpos de Lewy entorpecen el funcionamiento y eventualmente causan la muerte de neuronas en regiones del cerebro relacionadas con la memoria, el pensamiento y los movimientos.

- Demencia frontotemporal – se refiere a un grupo de trastornos causados por una pérdida progresiva de neuronas en los lóbulos frontales o en los lóbulos temporales del cerebro. Tiende a comenzar a edades más tempranas que otros tipos de demencia. Es, de hecho, la forma de demencia más común en personas menores de 60 años. Existen varias formas de demencia frontotemporal. En algunos casos se producen marcados cambios de conducta y personalidad. En otros casos ocurren dificultades del habla, la escritura y la comprensión. En casos avanzados de demencia frontotemporal muchas veces se produce pérdida de memoria. Sin embargo, en las primeras etapas este no es un síntoma prominente, contrario a lo que sucede en el Alzheimer.

- Demencia vascular – es ocasionada por daños a los vasos sanguíneos que a su vez resultan en un bloqueo o reducción del flujo de sangre al cerebro. Esto provoca una deficiencia de oxígeno y nutrientes que eventualmente mata las neuronas. Los síntomas de esta condición pueden ser muy similares a los de la enfermedad de Alzheimer. Las personas diabéticas, las que han sufrido un derrame cerebral y las que padecen enfermedades cardiacas tienen un mayor riesgo de llegar a desarrollar demencia vascular que las que no sufren estas condiciones. La probabilidad de llegar a padecer demencia vascular es un poco mayor en los hombres que en las mujeres.

- Demencia por enfermedad de Parkinson – Se considera una variedad de demencia con cuerpos de Lewy en la que los síntomas relacionados con el movimiento ocurren años antes de que surjan los cambios cognitivos. Una elevada proporción de los pacientes de enfermedad de Parkinson desarrolla demencia. Los cambios en el cerebro causados por la enfermedad de Parkinson comienzan afectando las capacidades motoras, pero eventualmente pueden extenderse a otras áreas afectando la memoria, la capacidad de enfocar la atención, la capacidad de planificar los pasos necesarios para llevar a cabo una acción y el razonamiento.

Se ha estimado que cerca de 47 millones de personas sufrían demencia en el 2015 y que cada tres segundos se diagnostica un caso nuevo[1]. Es posible sufrir más de un tipo de demencia al mismo tiempo. Estos casos se conocen como demencia mixta.

¿Qué es el Alzheimer?

La enfermedad de Alzheimer es una condición crónica que empeora con el tiempo. El Alzheimer va poco a poco destruyendo la memoria y la capacidad para pensar. Al final la persona pierde la capacidad de llevar a cabo las más tareas cotidianas más sencillas.

La enfermedad de Alzheimer debe su nombre a Alois Alzheimer. Este fue un psiquiatra y neuropatólogo alemán que en 1906 observó y describió las alteraciones que posteriormente se denominaron placas y los ovillos neurofibrilares característicos de esta enfermedad en el cerebro de una mujer que falleció víctima de una demencia severa[2].

Posteriormente se descubrió que las placas están formadas por depósitos anormales de una proteína llamada beta amiloide que se acumulan en los espacios entre las células nerviosas o neuronas. Las proteínas beta amiloide son fragmentos de proteína resultantes de la descomposición de otra proteína llamada proteína precursora del amiloide. En un cerebro saludable estos fragmentos son eliminados. En un cerebro con enfermedad de Alzheimer, por el contrario, se acumulan formado placas endurecidas e insolubles que, según se cree, bloquean la comunicación entre las neuronas. Pequeños depósitos de amiloide comienzan a producirse muchos años antes de que se desarrolle la enfermedad y se cree que son la causa de sutiles problemas de memoria que ocurren en esta etapa previa al diagnóstico de Alzheimer[3].

Por otra parte, los ovillos neurofibrilares se deben a fibras torcidas e insolubles de una proteína llamada tau que se acumulan dentro de las células nerviosas. La proteína tau forma parte de unas estructuras llamadas microtúbulos presentes en el interior de las células nerviosas. Los microtúbulos proveen estabilidad a las células y ayudan a transportar nutrientes y otras sustancias desde el cuerpo celular hasta los axones y las dendritas. En la enfermedad de Alzheimer la proteína tau adquiere una forma anormal separándose de los microtúbulos, lo que ocasiona el colapso de estos. Las proteínas tau se unen entre sí formando hilos que también se unen causando unos enredos o marañas que bloquean el sistema de trasportación de la neurona y causan daños a la comunicación entre neuronas[4] [5]. Estos procesos eventualmente causan la muerte de las neuronas. En la etapa final del Alzheimer la persona puede haber perdido alrededor del 30 por ciento de las neuronas de los lóbulos frontales. El cerebro puede haber perdido hasta 140 gramos (casi 5 onzas) de peso. Según un estudio publicado en diciembre de 2018 la muerte de neuronas en el Alzheimer puede ser resultado de un mecanismo del cerebro para deshacerse de neuronas que no están funcionando bien. Estas son neuronas que han sido afectadas por las placas de beta amiloide y su eliminación sería una forma del cerebro protegerse de daños aún mayores[6].

En septiembre de 2018 investigadores de la Universidad Rutgers, en Nueva Jersey reportaron un hallazgo acerca de otra proteína llamada KCNB1 que se acumula en grandes cantidades, a causa de procesos oxidativos, el cerebro de las personas que padecen Alzheimer y en casos de trauma cerebral. Su acumulación está asociada a daños severos a las funciones mentales. Esta proteína se vuelve tóxica y promueve la acumulación de amiloide[7].

En el cerebro de las personas con enfermedad de Alzheimer también se producen otros cambios. Algunas células gliales llamadas microglía, una de cuyas funciones es mantener el cerebro libre de desperdicios celulares, aparentemente fallan en llevar a cabo su trabajo permitiendo la acumulación de desechos y otras sustancias, entre ellas las placas de amiloide. Algunas de estas células gliales se acumulan y liberan sustancias químicas que causan inflamación crónica lo que a su vez causa daños a las neuronas[8].

Según evidencia reportada en septiembre de 2018 microglías envejecidas e incapaces de llevar a cabo sus funciones normales, al igual que otras células gliales llamadas astrocitos en la misma condición, se acumulan en el cerebro. Este es un proceso que se produce a medida que se envejece y que puede estar implicado en diversas enfermedades neurodegenerativas, incluyendo el Alzheimer. En un estudio con ratas se encontró que destruir estas células envejecidas hace que se detenga la degeneración cerebral causada por los enredos o marañas formados por la proteína tau[9].

Síntomas de la enfermedad de Alzheimer

La enfermedad de Alzheimer tiende a desarrollarse lentamente. Con el paso de los años los síntomas se hacen más severos y se afectan numerosas áreas del cerebro. Los siguientes son algunos de los síntomas principales[10][11].

- Por lo general, el primer síntoma que se presenta en el Alzheimer es dificultad para recordar información recientemente adquirida.

- Muchas veces la persona en esta etapa de la enfermedad pregunta una y otra vez lo mismo y olvida eventos y fechas importantes.

- Algunas personas desarrollan dificultades para trabajar con números y para llevar a cabo acciones que requieran un plan.

- Confusión en cuanto a las fechas y el paso del tiempo en general

- Dificultad para llevar a cabo tareas rutinarias

- Problemas visuales tales como: reducción en la capacidad para detectar movimiento, percepción del mundo externo como una sucesión de fotos en lugar de un movimiento continuo, reducción en la capacidad para juzgar distancias, reducción de la visión periférica (la capacidad de ver hacia los lados), dificultad para reconocer los colores y los contrastes.

- Ilusiones o distorsiones de la realidad tales como percibir un piso brilloso como mojado, un charco de agua como un agujero o ver un rostro donde sólo hay un estampado o adorno.

- Problemas para encontrar la palabra apropiada. Por esta razón a veces utilizan un nombre incorrecto para algún objeto. Dificultad para seguir o para participar de una conversación.

- Problemas para tomar decisiones juiciosas

- Incapacidad para recordar las acciones que llevaron a cabo previamente

- A veces pueden colocar objetos en lugares inusuales y al no poder encontrarlos acusar a otras personas de hurtarles.

- Alejamiento de otras personas, actividades sociales y pasatiempos.
- Cambios de conducta y personalidad tales como: sentirse deprimidos, ansiosos, sospechosos de otras personas o temerosos.

A medida que la enfermedad avanza la persona pierde capacidad para funcionar independientemente.

- Olvida diversos eventos de su vida pasada
- Confunde el día y el lugar donde se encuentra
- Algunas personas desarrollan problemas de control de su vejiga e intestinos
- Se producen cambios en los patrones del sueño tales como dormir de día y sentirse intranquilos durante la noche
- Pueden olvidar donde viven y su número telefónico
- Aumento en el riesgo de salir de la casa y extraviarse
- Desarrollan conductas repetitivas y compulsivas
- Sentirse retraído y malhumorado

En las etapas avanzadas de la enfermedad la persona muy probablemente requerirá asistencia continua para llevar a cabo sus actividades diarias. Se afectan capacidades tales como sentarse, hablar y tragar, se hace más vulnerable a infecciones, pierde la capacidad de responder al mundo que le rodea y la capacidad para comunicarse se pierde casi por completo.

Ahora bien, antes de presentarse los primeros síntomas relacionados con la memoria el proceso de daños al cerebro puede haber estado ocurriendo durante años. Según un estudio publicado en octubre de 2018 en el Journal of Alzheimer's Disease los primeros cambios ocurridos en el cerebro, mucho tiempo antes de observarse los primeros síntomas, pueden causar problemas tales como depresión, ansiedad, pérdida de apetito y trastornos del sueño. Por esta razón prestar atención a estos factores es de utilidad para un diagnóstico más temprano y una mayor probabilidad de frenar el avance de la enfermedad[12].

Los genes y la enfermedad de Alzheimer

Dentro del núcleo de casi todas nuestras células se encuentran 23 pares de unas estructuras llamadas cromosomas. Estos cromosomas contienen nuestros genes que son la unidad básica de la herencia. Cada gen contiene el código para la construcción de una proteína en particular. Estas proteínas no sólo son el material del que están compuestos nuestros tejidos, sino que controlan prácticamente todos los procesos y reacciones químicas de nuestro cuerpo. Los genes juegan un papel en la enfermedad de Alzheimer, aunque no lo explican todo. Se sabe que alrededor de 40 por ciento de las personas que desarrollan Alzheimer a edad avanzada poseen una variante del gen APOE llamada APOE4.

El gen APOE provee las instrucciones para la manufactura de una proteína llamada apolipoproteína e que ayuda en el metabolismo del colesterol. Sin embargo, un grupo grande de personas desarrolla la enfermedad sin tener esta variante. También existen personas que incluso han heredado dos copias de esta variante de apolipoproteína e (una del padre y otra de la madre) y no desarrollan enfermedad de Alzheimer. Esto parece indicar que la presencia de APOE4 no causa directamente la enfermedad, pero sí aumenta el riesgo de llegar a padecerla. Alrededor del 20 por ciento de las personas tiene esta variante, la cual es tres veces más común en los pacientes de Alzheimer que en la población general. Los efectos de esta variante pueden manifestarse desde muy temprano en la vida. Existe evidencia de que los niños que han heredado el gen APOE4 son más susceptibles que otros niños a daños neurológicos causados por la contaminación[13]. Investigadores de la Universidad de Arizona encontraron que las personas que poseen la variante APOE4, aunque no hayan desarrollado síntomas de Alzheimer, tienen recuerdos menos vívidos y detallados de eventos de su pasado que las personas que no poseen esta variante[14].

Aunque la variante APOE4 aumenta el riesgo de llegar a padecer enfermedad de Alzheimer no todos los que poseen esta variante desarrollan la enfermedad. Aunque se desconoce la razón, se ha encontrado que la presencia de la variante APOE4 aumenta más el riesgo de Alzheimer en las mujeres que en los hombres. También, Investigadores de la Escuela de Medicina de la Universidad de Boston encontraron que la combinación del gen APOE4 con inflamación crónica aumenta grandemente la posibilidad de llegar a padecer Alzheimer[15]. Por otra parte los portadores del gen APOE4 que no sufren de inflamación crónica tienen una menor probabilidad de desarrollar la enfermedad. Muchas personas de edad avanzada sufren de inflamación crónica de bajo nivel a causa de la diabetes, infecciones del tracto urinario, problemas cardiovasculares, pulmonía, cirugías y diversas condiciones de salud. El tratamiento de la inflamación crónica en las personas que portan el gen APOE4 pudiera ser una estrategia efectiva para prevenir el Alzheimer en estas personas[16].

Por otra parte, 5 por ciento de las personas tiene otra variante llamada APOE2 que aparentemente ofrece cierta protección contra el Alzheimer. La más común variante de ese gen es APOE3 la cual ni aumenta ni disminuye el riesgo de Alzheimer.

Según una reciente investigación la variante APOE4 parece tener el efecto de perjudicar la capacidad del cerebro para utilizar la glucosa como fuente de energía. Esto obliga al cerebro a compensar usando productos de desechos de las grasas llamados cetonas o cuerpos cetónicos como fuente principal de energía[17].

Se ha descubierto que las neuronas con la variante APOE4 también forman más sinapsis y secretan una mayor cantidad de proteína amiloide. En las células gliales con esta variante también ocurren cambios perjudiciales relacionados con la regulación del colesterol y su capacidad para remover depósitos de amiloide y patógenos[18].

Otro gen que parece estar también implicado en esta enfermedad se conoce como CD33. Este gen causa una disminución en la eliminación de placas de amiloide.

En noviembre de 2018 se publicó el más grande estudio hasta la fecha acerca de la relación entre la genética y el Alzheimer. En el mismo se encontró que los genes asociados con elevados niveles de colesterol y triglicéridos no sólo aumentan el riesgo de enfermedades cardiovasculares sino que también aumentan el riesgo de desarrollar Alzheimer[19].

Alrededor de 5 por ciento de los pacientes de Alzheimer lo desarrollan antes de los 65 años. En algunos casos puede comenzar aún antes de los 50 años. Cuando esto ocurre se habla de enfermedad de Alzheimer de comienzo temprano. En muchas ocasiones se desconoce la razón por la cual la enfermedad comenzó a una edad tan temprana. Sin embargo, aunque raros, otros de estos casos son lo que se conoce como enfermedad de Alzheimer familiar. En estos casos es muy probable que uno de los padres o abuelos también haya padecido Alzheimer a edad temprana. Existen mutaciones en tres genes que han sido ligadas a esta condición. El primero se conoce como APP el cual provee instrucciones para la manufactura de una proteína llamada proteína precursora del amiloide. El segundo se conoce como PSEN1 y provee instrucciones para la manufactura de una proteína llamada presenilina 1. El tercero es PSEN2 el cual codifica para la manufactura de presenilina 2[20]. Las personas que heredan estas mutaciones en uno o más de estos genes tienen una elevada probabilidad de desarrollar Alzheimer a temprana edad, en algunos casos pudiendo comenzar antes de los 40 años.

Las personas que padecen del síndrome de Down tienen una elevada probabilidad de llegar a padecer de enfermedad de Alzheimer. Se ha estimado que alrededor del 30 por ciento de las personas entre 50 y 59 años que sufren de síndrome de Down también padecen de Alzheimer y que el 50 por ciento o más eventualmente lo desarrollarán[21]. Las personas con síndrome de Down tienen material genético adicional proveniente del cromosoma 21. En la mayoría de los casos poseen una copia completa adicional de este cromosoma. En este cromosoma es que se encuentra el gen APP que ya hemos mencionado.

En enero de 2019 se publicaron los resultados otro extenso estudio genético sobre el Alzheimer[22]. Uno de los principales hallazgos fue que cambios ocurridos en genes que se activan en las células conocidas como microglía aumentan la posibilidad de desarrollar Alzheimer. Como ya hemos señalado, las microglías son células que llevan a cabo la tarea de limpiar el cerebro de toxinas y desechos.

A medida que las investigaciones continúan se van descubriendo relaciones entre otros genes y la enfermedad de Alzheimer.

Las mujeres y el Alzheimer
La incidencia de enfermedad de Alzheimer es mayor en mujeres que en hombres. Por ejemplo, se estima que dos terceras partes de los casos

de Alzheimer en los Estados Unidos son en mujeres. Aunque la enfermedad de Alzheimer ataca principalmente a edades avanzadas y las mujeres viven en promedio algunos años más que los hombres, esto no es suficiente para explicar la gran diferencia en casos de Alzheimer entre hombres y mujeres. Por otra parte, las mujeres que sufren enfermedades cerebrovasculares tales como aneurismas y derrames cerebrales sobreviven más tiempo que los hombres que padecen alguna de estas condiciones. Estas son condiciones que predisponen al desarrollo de Alzheimer, por esta razón las mujeres que sobreviven a una de ellas tienen un alto riesgo de desarrollar esta enfermedad.

Un hallazgo relacionado con esto es que las mitocondrias (las partes de la célula encargadas de la producción de energía) de las mujeres jóvenes poseen ciertas ventajas y protecciones contra la oxidación y las proteínas amiloides. Sin embargo, estas protecciones se pierden en las mujeres de edad avanzada[23].

En una investigación llevada a cabo en la Universidad de Cornell en Nueva York se estudiaron una serie de cambios metabólicos que ocurren en el cerebro de las mujeres cuando se acercan a la edad de la menopausia. En este estudio se encontró que las mujeres que ya habían pasado la menopausia o estaban cerca de llegar a esta tenían un nivel de metabolismo de la glucosa en el cerebro marcadamente menor que las mujeres más jóvenes. Llama la atención que un patrón similar de reducción del metabolismo cerebral se ha observado en pacientes durante las primeras etapas de la enfermedad de Alzheimer[24].

Estas mujeres también obtuvieron puntajes más bajos en varias pruebas de memoria y sus células cerebrales mostraron ser menos eficientes en el procesamiento de energía.

Algunos estudios recientes exploran la posibilidad de una relación entre los niveles de estrógeno y el Alzheimer. Hasta ahora las investigaciones al respecto han sido un tanto confusas. Durante cierto tiempo se creyó que la terapia de reemplazo hormonal durante la menopausia era de beneficio para el cerebro. A comienzos de la década del 2000 surgió evidencia de que la terapia de reemplazo hormonal aumentaba el riesgo de derrames cerebrales y demencia. Años después estos resultados fueron revisados y reinterpretados señalándose que en los estudios pertinentes sólo se habían incluido mujeres de edad avanzada. En la actualidad se piensa que la terapia de reemplazo hormonal no representa riesgo ni beneficio para las mujeres cuando se comienza cerca de la edad de la menopausia. Sin embargo, las mujeres que comienzan esta terapia a una edad de 70 o más años sufren deterioro de la memoria y otras funciones cognitivas. Por otra parte en las mujeres que padecen de diabetes tipo 2 la terapia de reemplazo hormonal aumenta el riesgo de demencia[25].

También se ha encontrado que las mujeres que comienzan la menstruación a una edad más temprana y las que comienzan la menopausia a una edad más tardía tienen un menor probabilidad de desarrollar Alzheimer[26].

La búsqueda de medicamentos contra el Alzheimer

Hace algunos años se pensaba que se estaba cerca de descubrir algún medicamento que no meramente aliviara los síntomas, sino que erradicara las causas subyacentes curando y/o previniendo así la enfermedad de Alzheimer[27]. No obstante, en los últimos años las compañías farmacéuticas han enfrentado uno tras otro fracaso en pruebas de nuevos medicamentos propuestos para el tratamiento del Alzheimer[28] [29].

Se citan varias razones, entre ellas:

- El hecho de que durante años la enfermedad no presenta síntomas y cuando los presenta ya ha causado tanto daño al cerebro que su tratamiento resulta casi imposible
- No existe un método confiable para determinar si una persona está en las primeras etapas biológicas de la enfermedad
- La dificultad de reclutar candidatos para las pruebas clínicas

Muchos de estos medicamentos han ido dirigidos a reducir los depósitos de placas de amiloide y algunos lo han logrado, sin embargo no han podido frenar el avance de la enfermedad. Estos fracasos son una de las razones por la que algunos investigadores han pensado que el modelo tradicional de la enfermedad de Alzheimer está equivocado. Una teoría que se debate es que las placas de amiloide y los enredos formados por la proteína tau no son realmente la causa de la enfermedad, sino una consecuencia de esta y que la verdadera causa es un estado persistente de inflamación en el cerebro. De ser esto así se abre la puerta a la prevención del Alzheimer por medio de alimentos y medicamentos que combatan la inflamación[30].

En los Estados Unidos hay varios medicamentos aprobados, para el tratamiento del Alzheimer, pero ninguno de ellos cura la enfermedad. Más bien hacen un poco más lento el desarrollo de algunos síntomas y ayudan a mantener varias funciones cognitivas durante cierto tiempo. Tres de estos: donepezil (Aricept), rivastigmate (Exelon) y galantamine (Razadyne) van dirigidos a evitar la descomposición de un neurotransmisor llamado acetilcolina de gran importancia para el pensamiento y la memoria. Sin embargo, a medida que avanza la enfermedad el cerebro produce menos cantidad de acetilcolina y estos medicamentos pierden efectividad. Otro medicamento es memantine (Namenda) el cual se utiliza en las etapas moderadas a severas de Alzheimer. Este medicamento, que bloquea los efectos tóxicos de un exceso de glutamato, puede reducir algunos síntomas y permite a algunas personas mantener durante algún tiempo ciertas habilidades. En una investigación realizada en la Universidad de Virginia se encontró que memantine podría usarse para retrasar o prevenir el desarrollo de la enfermedad si se utiliza antes de que aparezcan síntomas[31]. El otro medicamento aprobado es Namzaric una combinación de memantine y donepezil.

Hasta ahora, los medicamentos disponibles no van dirigidos a tratar las causas de la enfermedad. Tampoco pueden detener la muerte de neuronas ni la acumulación de placas y ovillos neurofibrilares. El uso de estos medicamentos va dirigido a mantener durante algún tiempo las capacidades mentales, manejar síntomas relacionados con la conducta, y hacer más lenta la pérdida de memoria[32]. Sin embargo, actualmente se llevan a cabo investigaciones que pudieran conducir a mejores resultados.

Según un estudio publicado en julio de 2018 en la revista Journal of Neuroscience la aspirina pudiera tener potencial como un medicamento para hacer más lento el desarrollo de la enfermedad de Alzheimer y proteger la memoria. Según este estudio, llevado a cabo con ratas, la aspirina activa la maquinaria celular dedicada a limpiar los desechos, previniendo así la acumulación de las placas de amiloide características de esta enfermedad[33]. En un análisis de los resultados de otros 16 estudios publicado en la revista Frontiers in Aging Neuroscience también se encontró que el uso de la aspirina está asociado a un 20 por ciento menor riesgo de llegar a padecer Alzheimer[34].

A finales de julio de 2018 se reportaron los resultados obtenidos con un medicamento experimental denominado BAN2401. En una prueba con 856 pacientes en las primeras etapas de la enfermedad de Alzheimer se encontró que los pacientes que recibieron la mayor de cinco dosis de este medicamento mostraron una gran reducción en los depósitos de placas de amiloide en el cerebro y sufrieron una menor pérdida cognitiva a los 18 meses de comenzar el tratamiento que los que recibieron un placebo. El hecho de que la reducción de los depósitos de amiloide estuviera acompañada de un menor deterioro cognitivo se ha interpretado como evidencia a favor de la hipótesis acerca de las placas de amiloide como causantes de la enfermedad. No obstante, aún existen numerosas preguntas y dudas acerca del diseño de la prueba y la interpretación de los resultados. De confirmarse estos resultados este sería el primer medicamento en atacar no meramente los síntomas, sino la causa de la enfermedad[35].

Otras posibles maneras de tratar y prevenir el Alzheimer tienen que ver con la conexión entre el sistema inmunológico y el cerebro. En 2015 investigadores dirigidos por Jonathan Kipnis, neurocientífico de la Universidad de Virginia, descubrieron que el cerebro está rodeado por vasos linfáticos. Estos son pequeños canales que forman parte del sistema linfático y que, entre otras cosas, sirven de medio a través del cual circulan células del sistema inmunológico. Los vasos linfáticos también son esenciales para limpiar el cerebro de desechos. Con el paso de los años puede ocurrir deterioro del sistema linfático. En experimentos con ratas se ha encontrado que mejorando la función de los vasos linfáticos se mejora la capacidad de aprender y la memoria. Es posible que este descubrimiento provea una ruta para el desarrollo de nuevas formas para prevenir y tratar la pérdida de memoria asociada con la edad, el Alzheimer y otras enfermedades degenerativas[36].

Investigadores de la Universidad de Yale desarrollaron un compuesto basado en un antibiótico llamado ceftazidima que reparó las conexiones entre neuronas y restauró la memoria de ratas que sufrían una condición parecida al Alzheimer. Claro está habría que ver si este o compuestos similares son no tóxicos e igualmente efectivos en humanos[37].

Ya hemos mencionado que varios medicamentos actualmente utilizados en el tratamiento del Alzheimer van dirigidos a evitar la descomposición de la acetilcolina. Existe un nutriente esencial llamado colina que se encuentra en alimentos tales como el hígado, los huevos y el maní. A partir de este nutriente el cuerpo humano manufactura acetilcolina. En enero de 2018 se publicó un estudio con ratas criadas de forma tal que mostraran síntomas parecidos al Alzheimer y se les proveyó una dieta con elevados niveles de colina. Las crías de estas ratas mostraron una mejor memoria espacial que las de ratas que consumieron una dieta con niveles normales de colina[38]. Los autores de este estudio analizan dos maneras en que la colina protege contra el Alzheimer. En primer lugar la acetilcolina reduce los niveles de homocisteína un aminoácido que es tóxico a las neurona y que duplica el riesgo de desarrollar Alzheimer. La colina también reduce la activación de las células llamadas microglía. Estas células tienen una importante función limpiando el cerebro de desperdicios pero en el Alzheimer se salen de control causando inflamación y muerte de neuronas.

Este estudio demuestra la efectividad de la colina para proteger durante la gestación. Falta estudiar los estudiar los efectos de la colina en ratas adultas y posteriormente estudiar los efectos en humanos. Por otra parte, como ya hemos señalado, recientemente se ha argumentado que la muerte de neuronas en la enfermedad de Alzheimer puede ser un mecanismo para proteger el cerebro del daño causado por neuronas disfuncionales. Por esta razón habría que estudiar si las neuronas cuya muerte es causada por las microglías son neuronas disfuncionales o si por lo contrario son neuronas saldables y hasta donde es conveniente evitar la activación de las microglías.

Otra posibilidad tiene que ver con una hormona llamada irisina cuyos niveles aumentan con el ejercicio. La irisina lleva a cabo importantes funciones en el cerebro, entre ellas inducir la creación de nuevas conexiones entre neuronas y proteger la memoria. Se ha encontrado que las personas que padecen Alzheimer tienen niveles reducidos de esta hormona. Al presente se investiga la posibilidad de desarrollar un medicamento que reproduzca los efectos de la irisina[39]. Esto es importante ya que es muy difícil motivar a muchos pacientes de Alzheimer a ejercitarse. Además, una gran cantidad de personas que sufren Alzheimer también sufren de otros problemas de salud tales como artritis, depresión y obesidad que les dificultan ejercitarse.

Por otra parte, en años recientes varios estudios han producido evidencia de que los medicamentos utilizados para el tratamiento de la diabetes pueden proteger el cerebro contra los cambios causados por el Alzheimer y retrasar el avance de la enfermedad[40] [41]. Esto no es de sorprender ya que como veremos a continuación las investigaciones parecen indicar que existe una estrecha relación entre la diabetes y el Alzheimer.

La diabetes y la enfermedad de Alzheimer

Otra posibilidad que se debate tiene que ver con la relación entre la diabetes y la enfermedad de Alzheimer. Es sabido que las personas que padecen de diabetes tienen un elevado riesgo de llegar a desarrollar enfermedad de Alzheimer. También se conoce que la insulina lleva a cabo importantes funciones en el cerebro. Está involucrada en el desarrollo de nuevas conexiones entre neuronas al igual que en el mantenimiento de la memoria y otros procesos cognitivos. La cantidad de receptores de insulina en el cerebro disminuye a medida que se envejece y en las personas que sufren de Alzheimer esta reducción es aún mayor[42].

La insulina también actúa como un factor de crecimiento. Las neuronas necesitan estos factores de crecimiento y cuando no obtienen la cantidad suficiente mueren. En el tejido cerebral de personas que han fallecido a causa de la enfermedad de Alzheimer se ha encontrado que la insulina ha perdido la capacidad de funcionar como un factor de crecimiento. Se cree que esto reduce la capacidad del cerebro para reparar los daños que se acumulan con el tiempo y hace a las neuronas vulnerables al estrés[43].

La diabetes, además, tiene otros efectos sobre el cerebro que pudieran contribuir al desarrollo de la enfermedad de Alzheimer. Uno de estos es el daño causado por la diabetes a los vasos sanguíneos del cerebro. La elevación del nivel de glucosa en la sangre también causa inflamación lo cual causa daños a las células cerebrales.

Existe una prueba conocida como prueba de hemoglobina glicosilada que mide el promedio de glucosa en la sangre durante los pasados dos a tres meses. En las personas no diabéticas el nivel de hemoglobina glicosilada fluctúa entre 4 y 5.6. En las personas diabéticas se trata de mantener el nivel por debajo de 7. En un estudio con personas de 50 años o más que padecían diabetes tipo 1, en la cual el páncreas produce poca o ninguna insulina, se halló una relación entre nivel prolongado de 8 o más en esta prueba y un aumento en la probabilidad de llegar a ser diagnosticado con demencia. En las personas con un nivel sobre 8 el riesgo fue 65 porciento mayor mientras que en las personas cuyo nivel fue mayor de 9 el riesgo fue 79 porciento mayor[44].

En la diabetes tipo 2 las células del cuerpo pierden la capacidad de utilizar la insulina. Esto es lo que se conoce como resistencia a la insulina Al comienzo de la enfermedad las células del páncreas responden produciendo más insulina de lo normal. Se postula que esta cantidad adicional de insulina puede alterar el balance de diversas sustancias químicas en el cerebro lo cual a su vez puede culminar en el desarrollo de la enfermedad de Alzheimer. Se ha encontrado que cerca de la mitad de las personas diagnosticadas con enfermedad de Alzheimer también tienen niveles elevados de insulina[45].

Se ha descubierto también que la diabetes tipo 2 promueve cambios degenerativos similares a los de la enfermedad de Alzheimer[46].

La resistencia a la insulina es una característica presente tanto en la diabetes tipo 2 como en la enfermedad de Alzheimer, aunque no es posible todavía saber si esto representa una relación causal entre estas enfermedades o si son desarrollos independientes en cada una de ellas. Se sabe que la resistencia a la insulina causa una disminución del flujo de sangre al cerebro lo cual causa pérdida cognitiva[47].

Como vemos, aunque parece evidente que existe una relación entre ambas enfermedades no ha sido fácil entender cuál es precisamente esta ni los mecanismos exactos que pudieran hacer que la diabetes tipo 2 conduzca a la enfermedad de Alzheimer.

Como señaláramos en el capítulo 2, señales tales como un aumento del nivel de glucosa en ayunas, un alto índice de masa corporal y disminución de la sensibilidad a la insulina pueden ocurrir 10 o más años antes de un diagnóstico de diabetes tipo 2. Medidas relacionadas con la alimentación y el ejercicio tales como las que hemos mencionado a través de este libro pueden ayudar a evitar el progreso de esta condición.

Muchas personas tienen un nivel de glucosa en la sangre mayor de lo deseable o normal, pero no lo suficientemente elevado para un diagnóstico de diabetes. Estas personas están en lo que se conoce como un estado de prediabetes. Según el Centro para el Control y Prevención de Enfermedades de los Estados Unidos alrededor de 84 millones de personas adultas en los Estados Unidos son prediabéticas. Esto representa uno de cada tres adultos. Muchas veces esta condición puede padecerse durante años sin presentar síntomas. En algunos casos la persona puede presentar un oscurecimiento de la piel en ciertas regiones del cuerpo tales como el cuello, las rodillas, los codos, las axilas y los nudillos. A pesar de la ausencia de síntomas, los daños a diferentes partes del cuerpo pueden estar produciéndose sin que nos demos cuenta. En las personas prediabéticas se pueden producir cambios en la estructura y el funcionamiento del cerebro al igual que pérdida cognitiva antes de que esta condición se convierta en diabetes tipo 2[48]. La prediabetes ha sido asociada con un menor volumen total cerebral y una disminución del volumen de la materia blanca[49].

Se considera que una persona es prediabética si su nivel de glucosa en la sangre en ayunas es de 100 – 125 mg/dl, si una prueba de A1C (hemoglobina glicosilada) está entre 5.7 y 6.4 por ciento o si una prueba de tolerancia a la glucosa está entre 140 mg/dl –199 mg/dl.

Las personas que sufren prediabetes pueden reducir el riego de desarrollar diabetes tipo 2 e incluso pueden revertir su nivel de glucosa en la sangre a uno normal por medio de un estilo de vida más saludable,

pérdida de peso y ejercicio. Por el contrario la inactividad es sumamente peligrosa para las personas prediabéticas. Tan sólo dos semanas
de inactividad física pueden ser suficientes para que estas personas
desarrollen síntomas de diabetes tales como resistencia a la insulina.
Los efectos de estos periodos de inactividad pueden ser muy difíciles
de revertir[50].

Cuando el estado de prediabetes progresa la persona puede notar
que pierde peso a pesar de comer bien o incluso más de lo normal.
Siente mayor hambre y/o sed de lo usual. Se siente más cansada de lo
normal. Orina con mayor frecuencia de lo normal. Estos pueden ser
síntomas de que la prediabetes se ha convertido en diabetes tipo 2.

¿Es posible revertir la diabetes tipo 2?

Ya hemos hablado acerca de cómo la diabetes tipo 2 aumenta el
riesgo de llegar a padecer de enfermedad de Alzheimer. Aunque
por lo general se considera la diabetes como una condición
irreversible existe evidencia de que muchas personas pudieran
revertirla por medio de una sustancial reducción de peso. Estos son
los hallazgos de un estudio dado a conocer en agosto de 2018. En
este estudio, publicado en la Revista Cell Metabolism se halló que
en un grupo considerable de personas se logró restaurar el
funcionamiento de las células productoras de insulina en el páncreas
al reducir de peso[51].

El hígado y la enfermedad de Alzheimer

El hígado es el órgano de mayor volumen en el cuerpo y lleva a
cabo numerosas funciones, entre ellas filtrar la sangre proveniente del
sistema digestivo, almacenar energía, ayudar en la digestión de los
alimentos, eliminar sustancias tóxicas y producir diversas proteínas
relacionadas con la transportación de las grasas. Con tantas funciones
no es de sorprender que los problemas relacionados con el hígado
afecten negativamente numerosos otros órganos incluyendo el
cerebro.

Existe evidencia que parece indicar que en el hígado se producen cantidades significativas de beta amiloide que pasan a la circulación sanguínea y eventualmente entran al cerebro[52]. En 2011 se publicaron los hallazgos de un estudio según el cual gran parte de las placas de beta amiloide pudieran ser causadas por una baja activación en el hígado de varios genes que protegen contra la acumulación de esta sustancia[53].

Otro hallazgo tiene que ver con la baja producción en el hígado de unas sustancias llamadas plasmalógenos. En el capítulo 3 ya mencionamos que una deficiencia en la producción de estas sustancias puede causar que las grasas benéficas Omega 3 no lleguen al cerebro. Según hallazgos presentados en la Conferencia Internacional de la Asociación de Alzheimer correspondiente a 2018 los bajos niveles de plasmalógenos están asociados a un aumento en el riesgo de sufrir Alzheimer[54]. Los plasmalógenos son componentes esenciales de las membranas de muchas células y se encuentran en cantidades particularmente elevadas en el corazón y el cerebro. Los pacientes de Alzheimer pueden perder hasta el 60 por ciento del plasmalógeno de las células cerebrales[55].

Otra afección del hígado que ha sido asociada con el Alzheimer es la enfermedad del hígado graso no alcohólico[56]. Este es el nombre que se da a una serie de condiciones que aquejan a un elevado porcentaje de la población. Su característica principal es un exceso de grasas almacenadas en las células del hígado. Entre las causas probables de esta enfermedad se encuentran la obesidad, los elevados niveles de triglicéridos en la sangre, la resistencia a la insulina, la diabetes y la prediabetes. Al parecer esta condición provoca un estado de inflamación que produce degeneración de las células nerviosas del cerebro. Numerosos aspectos de la dieta moderna, incluyendo los alimentos que típicamente se sirven en establecimientos de comida rápida, pueden llevar a un hígado graso. Alimentos y dietas como las descritas en el capítulo 3 pueden ayudar a evitar y combatir el hígado graso beneficiando así no sólo nuestro hígado sino nuestro cerebro y otros órganos.

El virus de herpes y la enfermedad de Alzheimer

Otra hipótesis que se ha debatido durante mucho tiempo es que la presencia de ciertos microbios o virus está relacionada con el origen y desarrollo de la enfermedad de Alzheimer. Uno de los virus que se sospecha pudiera estar involucrado es alguna variante del herpes simple que actúa lentamente en el cerebro contribuyendo al desarrollo de la enfermedad. Un estudio publicado en la revista Neuron aporta evidencia a favor de esta hipótesis. En este estudio los investigadores hallaron que el cerebro de personas que fallecieron sufriendo enfermedad de Alzheimer tenía mayor cantidad de dos tipos de virus de herpes que otras personas[57]. Estos son virus extremadamente comunes, que están presentes en la gran mayoría de las personas pudiendo permanecer inactivos durante muchos años sin causar síntomas. Sin embargo, en los pacientes de Alzheimer había hasta dos veces la cantidad de estos virus que en los que no padecían de esta enfermedad. De esta hipótesis ser cierta se plantea la pregunta de cómo estos virus se activan y replican en algunas personas de forma que contribuyan al desarrollo de la enfermedad de Alzheimer.

El tipo de virus de herpes que más se ha relacionado con el Alzheimer es el virus de herpes simple tipo 1. Este virus infecta a la mayoría de las personas durante la niñez y permanece inactivo durante años en el sistema nervioso periférico. A veces este virus se activa debido al estrés y causa las úlceras o ampollas típicas del herpes oral o labial. En muchas personas de edad avanzada este virus también se encuentra en el cerebro y pudiera activarse repetidamente causando daño acumulativo. Esto es especialmente nocivo para las personas que además tienen el gen APOE4[58].

Se ha sugerido que el virus reactivado pudiera causar enfermedad de Alzheimer o enfermedad de Parkinson dependiendo del lugar del cerebro donde se encuentre alojado[59]. En octubre de 2018 en la revista Frontiers in Aging Neuroscience se publicó una reseña de tres estudios recientes acerca de las conexiones entre el virus de herpes y la enfermedad de Alzheimer en la que se concluyó que el virus de herpes puede ser la causa de la mitad o más de los casos de esta enfermedad[60]. Según esta reseña, escrita por la profesora Ruth Itzhaki de la Universidad de Manchester quien durante muchos años ha investigado la relación entre el Alzheimer y el virus de herpes, el tratamiento preventivo con medicamentos antivirales puede reducir el riesgo de desarrollar la enfermedad.

Una posibilidad que se ha propuesto es que la infección de herpes active el sistema inmunológico y este responda depositando proteínas amiloides en el cerebro las cuales llevan a cabo la tarea de atrapar el virus de herpes. Esto provee protección inmediata y efectiva contra este virus. Sin embargo, cuando la infección se vuelve crónica el sistema inmunológico continúa depositando amiloide en el cerebro lo cual eventualmente causa inflamación y daños al cerebro. Según esta hipótesis no es el virus el que causa directamente enfermedad de Alzheimer sino la respuesta inflamatoria del sistema inmunológico[61].

Las infecciones por hongos y el Alzheimer

En un estudio llevado a cabo con ratas publicado en enero de 2019 se encontró que una especie de hongo llamado Candida albicans que está presente en el intestino, la vagina y la boca y que en la mayoría de los casos no causa problemas, puede llegar al cerebro. Una vez allí puede provocar inflamación, pérdida de memoria y la formación de estructuras parecidas a las placas de amiloide que se presentan en el Alzheimer[62]. Ya anteriormente se había descubierto la presencia de este y otros tipos de hongo en el cerebro de pacientes de Alzheimer y por el contrario no se halló en el cerebro de otras personas que no padecían la enfermedad[63 64].

También se ha encontrado una relación entre enfermedades respiratorias alérgicas causadas por hongos y un aumento en el riesgo de desarrollar demencia. Es posible que con el envejecimiento se produzca algún debilitamiento del sistema inmunológico que permita que estos hongos lleguen al cerebro y, al menos en algunos casos, influyan en el desarrollo de enfermedades tales como el Alzheimer, la esclerosis múltiple y el Parkinson.

El aluminio y la enfermedad de Alzheimer

Desde hace muchos años se sospecha una relación entre la exposición al aluminio y la enfermedad de Alzheimer. El aluminio es uno de los elementos más abundantes en la corteza terrestre. Es un metal no esencial, es decir, no tiene ninguna función conocida en el cuerpo humano. Sin embargo, el aluminio entra a nuestro cuerpo de diferentes maneras: en los alimentos, en el agua que tomamos o que utilizamos para cocinar, utensilios de cocina, en algunos antiácidos, productos cosméticos, antiperspirantes y algunos analgésicos.

Nuestro cuerpo posee mecanismos para reducir la cantidad de aluminio que absorbemos a través de la piel, los pulmones y el sistema digestivo. Sólo alrededor del .1 por ciento del aluminio que ingerimos oralmente se absorbe a través del tracto gastrointestinal. Aun así, el aluminio está tan presente en nuestra vida moderna que puede llegar a afectarnos a pesar de estas barreras. Se sabe que el aluminio es neurotóxico, es decir, causa daños al sistema nervioso, incluyendo el cerebro. En décadas pasadas se utilizaban sales de aluminio en pacientes de diálisis. Esto condujo a efectos neurotóxicos en muchos pacientes. Entre los síntomas observados se encuentran problemas de memoria, desorientación y en algunos casos, demencia[65].

Existe evidencia de que el aluminio se encuentra en cantidades elevadas en el cerebro, sangre y líquido cerebroespinal de los pacientes de Alzheimer[66].

Christopher Exley, profesor de química bioinorgánica en la Universidad de Keele en Inglaterra, quien ha dedicado muchos años al estudio de los efectos del aluminio en el cerebro señala que parece inevitable que el aluminio juegue algún papel en la enfermedad de Alzheimer. Exley estuvo unos años atrás involucrado en la investigación acerca del caso de un hombre que fue diagnosticado con enfermedad de Alzheimer en 2003 a la edad de 58 años. En su trabajo este hombre estuvo expuesto durante ocho años a una especie de polvo de sulfato de aluminio. Poco tiempo después de comenzar en este trabajo comenzó a sufrir de cansancio, úlceras bucales y dolor de cabeza. Esto a pesar de utilizar una máscara común para protegerlo contra la inhalación de este material. Posteriormente desarrolló problemas de memoria y depresión. A la edad de 66 años murió y exámenes patológicos confirmaron que padecía de enfermedad de Alzheimer avanzada. En un análisis de tejido del lóbulo frontal del cerebro se encontró un contenido de aluminio al menos cuatro veces mayor que el que podría esperarse en una persona de su edad[67].

El hierro y la enfermedad de Alzheimer

Otra línea de investigación tiene que ver con el hierro. El hierro es un mineral necesario para nuestro cuerpo. El hierro forma parte de la hemoglobina. Esta es una proteína que se encuentra en los glóbulos rojos de la sangre y que transporta oxígeno a través del organismo. El hierro también es de importancia para la salud de la piel, las uñas y el pelo. En el cerebro, el hierro es un componente de numerosas enzimas y proteínas que llevan a cabo funciones relacionadas con la producción de neurotransmisores y la formación de la capa de mielina que cubre muchos axones[68]. Las necesidades de hierro varían de acuerdo con el sexo y la edad. Las mujeres que no han llegado a la menopausia necesitan más hierro que los hombres ya que pierden una cantidad considerable durante la menstruación. Algunas personas también utilizan medicamentos que interfieren con la absorción de hierro por lo que pueden desarrollar deficiencias. En décadas pasadas era muy común la anemia causada por deficiencia de hierro, sin embargo, hoy día muchos alimentos contienen hierro añadido por lo que esto no es tan común. Por otra parte, es posible consumir demasiado hierro. El hierro puede acumularse en la materia gris del cerebro y contribuir al desarrollo de Alzheimer y otras enfermedades. El hierro también juega un papel importante en la inflamación y en procesos oxidativos dañinos a las neuronas. Según un estudio publicado en 2013, en la enfermedad de Alzheimer daños al hipocampo se dan juntamente con una acumulación de hierro[69].

Algunos investigadores han propuesto una teoría según la cual las anormalidades observadas en la enfermedad de Alzheimer familiar pueden ser resultado de problemas en la forma en que las neuronas manejan el hierro que a su vez son causados por mutaciones en algunos genes. Estas mutaciones afectarían la forma en la que el hierro entra a las neuronas, la manera en que es reciclado en el interior de estas y como es exportado desde las mismas[70]

El Alzheimer y las enfermedades pulmonares

Un grupo de investigadores de la Universidad de Minnesota encontró una relación entre las enfermedades pulmonares y el Alzheimer[71]. En este estudio se halló que las personas que sufren enfermedades pulmonares durante la mediana edad tienen una mayor probabilidad de desarrollar Alzheimer o deficiencia cognitiva posteriormente. Según los investigadores, una posible explicación radica en el hecho de que las personas con problemas pulmonares tienen un bajo nivel de oxígeno en la sangre, lo que a su vez puede causar elevados niveles de inflamación que contribuyan a dañar los vasos sanguíneos del cerebro. Este estudio recalca la importancia de la calidad del aire y dejar de fumar.

La reserva cognitiva y la enfermedad de Alzheimer

Reserva cognitiva es un concepto utilizado para explicar la capacidad de algunas personas para mantener un funcionamiento normal aun cuando padezcan daños cerebrales[72].

En 1988 se publicó un estudio en el que tras examinar el cerebro de 137 personas fallecidas a edad avanzada se encontró que en un grupo de estas se observaban los cambios típicos de la enfermedad de Alzheimer, pero a la vez presentaban pocos o ninguno de los cambios cognitivos asociados con la enfermedad. Los investigadores encontraron que estas personas tenían un mayor volumen cerebral y un mayor número de neuronas que otras personas en el estudio y propusieron dos posibles explicaciones: 1. estas personas, de alguna forma evitaron la pérdida de neuronas típica de la enfermedad de Alzheimer, 2. al tener un cerebro más grande con mayor número de neuronas podían perder cierta cantidad de neuronas sin manifestar síntomas, es decir, tenían una mayor reserva. Las personas con una mayor reserva cognitiva según este modelo pueden soportar una mayor cantidad de daños en el cerebro antes de manifestar síntomas clínicos.

Sin embargo, otra forma de reserva cognitiva se refiere a la capacidad del cerebro para llevar a cabo una tarea utilizando formas o mecanismos alternos. Esta forma de reserva cognitiva se desarrolla a través de los años por medio de la educación, el aprendizaje continuado, la interacción social y el tener un trabajo complejo y retador. Estos son factores que ayudan a desarrollar una reserva cognitiva. Se sabe que las personas con un grado mayor de educación y/o mayores logros ocupacionales tienen un menor riesgo de desarrollar enfermedad de Alzheimer. Existe evidencia que sugiere que esta reserva cognitiva puede ampliarse aun a edad avanzada. Actividades como las que hemos considerado en el capítulo 5 de este libro son útiles para este propósito.

¿Es posible prevenir el Alzheimer?

El hecho de que hasta ahora no existen medicamentos realmente efectivos contra el Alzheimer hacen que cualquier estrategia que sirva para prevenir esta enfermedad sea de extremo interés e importancia.

En capítulos previos hemos mencionado algunos factores que pudieran aumentar la probabilidad de padecer de Alzheimer y otros tipos de demencia. Igualmente hemos mencionado factores relacionados con la alimentación, el ejercicio y la estimulación mental que pudieran ayudar a prevenir esta enfermedad o al menos retardar la aparición de síntomas.

Un hallazgo importante es que una altísima proporción de los que padecen enfermedad de Alzheimer también padecen enfermedades cardiovasculares. Además, se sabe que ciertas condiciones que aumentan el riesgo de sufrir enfermedades cardiovasculares también aumentan el riesgo de llegar a padecer Alzheimer. Entre estas se encuentran el colesterol elevado, la hipertensión y la diabetes. Como ya hemos señalado, se ha descubierto que los genes asociados con elevados niveles de colesterol y triglicéridos aumentan tanto el riesgo de enfermedades cardiovasculares como de Alzheimer[73]. Esto abre la posibilidad de que las personas que tienen niveles de colesterol y triglicéridos elevados reduzcan el riesgo de desarrollar Alzheimer tomando medidas para reducir estos niveles. Por otra parte, el cerebro de algunas personas contiene las placas y ovillos neurofibrilares característicos del Alzheimer, pero no llegan a desarrollar la enfermedad. Algunos investigadores piensan que las placas de amiloide y ovillos neurofibrilares pueden estar presentes sin causar problemas mayores a menos que también haya enfermedad de los vasos sanguíneos del cerebro[74].

La fibrilación atrial es una condición en la que las cámaras superiores del corazón (atrios) laten de forma irregular y no coordinada con las cámaras inferiores. Es una causa muy común de arritmias cardiacas. En esta condición la sangre tiende a acumularse dentro del corazón, formando coágulos que pueden viajar hasta el cerebro causando un derrame cerebral. La fibrilación atrial también aumenta la probabilidad de pérdida cognitiva y demencia, según hallazgos de investigadores del Instituto Karolinska y la Universidad de Estocolmo, en Suecia. Sin embargo, las personas que toman medicamentos anticoagulantes para esta condición reducen grandemente este riesgo[75].

Otro hallazgo es que el endurecimiento de las arterias (aterosclerosis) está asociado a una mayor cantidad de beta amiloide y lesiones cerebrales[76]. El endurecimiento de las arterias también contribuye a la hipertensión que también está ligada al desarrollo de problemas cognitivos y a la presencia de los cambios cerebrales típicos de la enfermedad de Alzheimer[77]. La hipertensión a edad avanzada ha sido relacionada a una mayor cantidad de lesiones cerebrales y ovillos neurofibrilares[78]. Según hallazgos presentados en la Conferencia Internacional de la Asociación de Alzheimer de 2018 el tratamiento para reducir la hipertensión reduce el riesgo de desarrollar demencia en las personas de edad avanzada[79].

Un problema que sufren muchas personas a medida que envejecen es que las arterias pierden flexibilidad y se tornan rígidas. Una causa principal de esta condición es la hipertensión. La rigidez de la aorta, la cual es la principal de las arterias del cuerpo humano, en particular ha sido ligada a pérdida cognitiva. Cuando la aorta y otras grandes arterias se tornan rígidas pierden capacidad para amortiguar la fuerza con la que el corazón bombea sangre hacia el cerebro, ocasionando daños al cerebro. En un estudio llevado a cabo por investigadores de la Universidad de Pittsburgh en el que se examinaron periódicamente 356 personas durante 15 años se encontró una relación entre la rigidez de la aorta y el riesgo de desarrollar demencia. Este estudio se publicó en octubre de 2018 en el Journal of Alzheimer's Disease[80].

En otro estudio publicado en 2016 y llevado a cabo con personas de 46 años de edad promedio se halló una relación entre un mayor grado de rigidez de la aorta y un mayor nivel de atrofia cerebral. En el cerebro de estas personas se detectó un menor volumen de materia blanca y pérdida de integridad en la materia gris[81].

La presencia de factores de riesgo para enfermedades vasculares aumenta el riesgo de defecto cognitivo. Entre estos factores de riesgo se encuentran la diabetes, la obesidad, la hipertensión y fumar. Cuando una persona que posee uno o más de estos factores de riesgo también tiene depósitos de beta amiloide en el cerebro la probabilidad de llegar a padecer enfermedad de Alzheimer aumenta grandemente. De hecho, según un estudio aumenta más rápidamente de lo que podría predecirse de la simple suma de los factores de riesgo y la presencia de beta amiloide[82].

Según Jasmeer Chhatwal, uno de los autores del estudio, los resultados del mismo sugieren que los factores de riesgo vasculares pudieran acelerar la pérdida cognitiva. Sin embargo, estos factores pueden reducirse por medio de tratamientos médicos y cambios en el estilo de vida. Esto puede tener como resultado una menor pérdida de memoria a través de los años, especialmente en las personas que tienen un elevado nivel de proteína amiloide en el cerebro[83].

En otro estudio llevado a cabo con 125 adultos jóvenes se encontró una relación significativa entre la salud cardiovascular óptima y un mejor flujo sanguíneo en el cerebro y una menor cantidad de pequeñas lesiones en la materia blanca del cerebro[84].

La importancia de todo esto es que todo lo que afecta negativamente la salud de nuestro sistema cardiovascular también es dañino para nuestro cerebro y que si logramos reducir los factores de riesgo vasculares también seguramente lograremos una gran reducción en la probabilidad de pérdida cognitiva y enfermedad de Alzheimer. La alimentación, el ejercicio, dejar de fumar y beber son algunas de las formas en que podemos proteger la salud de nuestro sistema vascular y beneficiar nuestro cerebro.

Siendo la hipertensión un factor contribuyente al deterioro cerebral, debemos hacer lo posible por evitarla, o disminuirla si la padecemos. La dieta DASH, la cual consideramos en el capítulo 3 es una especialmente diseñada para reducir la hipertensión. El ejercicio regular y el control de estrés los cuales discutiéramos en los capítulos 4 y 6 son otros elementos que pueden ayudar. Aquí mencionaremos algunos alimentos que son particularmente útiles para evitar y/o reducir la hipertensión:

- Alimentos ricos en potasio como el guineo o banano, la naranja, la sandía, las nueces, las habichuelas, las papas, el tomate, el aguacate, la batata, la espinaca, la col rizada, el agua de coco y la remolacha.
- El arándano azul
- La leche descremada y el yogur
- La avena
- El chocolate negro

En un estudio con más de 6,600 personas de 65 años o más se halló que quienes obtuvieron mejores puntajes en siete factores relacionados con la salud cardiovascular tenían un riesgo menor de desarrollar demencia. Estos siete aspectos son:

- Consumir pescado dos veces a la semana y frutas y vegetales tres veces al día
- Ejercitarse regularmente
- Un índice de masa corporal menor de 25
- No fumar
- Presión sanguínea menor de 120/80 mm Hg
- Nivel de glucosa en la sangre menor de 100 mg/dL (miligramos por decilitro)
- Colesterol total menor de 200 mg/dL

Se halló que por cada uno de estos factores que la persona cumple el riesgo de desarrollar demencia disminuye. En las que tenían todos estos factores a niveles óptimos el riesgo fue 70 por ciento menor[85].

Hace varios años el Dr. Dale E. Bredesen del departamento de neurología de la Universidad de California en Los Ángeles desarrolló un programa que incluye numerosos elementos, entre ellos: optimización de la dieta, reducción de estrés, ejercicio, estimulación cerebral, el uso de varios suplementos nutricionales, y ayuno de doce horas durante la noche, incluyendo tres horas antes de dormir. En este programa se evita el consumo de alimentos altamente procesados, grandes cantidades de carne y productos animales, los carbohidratos simples (entre ellos el pan refinado, galletas, y productos de repostería) el azúcar, los edulcorantes artificiales y el gluten. Con este programa, según se reporta, se mejoró el estado cognitivo de nueve de diez personas, algunas con defecto cognitivo leve bien definido, defecto cognitivo leve subjetivo o enfermedad de Alzheimer. Varias de estas personas habían tenido que dejar de trabajar debido a sus problemas cognitivos y con el uso de este programa pudieron volver a trabajar. El programa seguido es complejo y personalizado pero los resultados parecen ser prometedores[86]aunque también han causado controversia[87].

En una investigación que durará dos años para la que actualmente (2018) se están reclutado participantes y que se ha denominado U.S. POINTER se investigará la posibilidad de prevenir la pérdida cognitiva y apoyar la salud cerebral a través de varios medios entre ellos la nutrición, el ejercicio físico y la estimulación mental y social.

En un estudio que se extendió durante 18 meses científicos irlandeses reportaron que un suplemento que contenía tres carotenoides: luteína, zeaxantina y mesozeaxantina además de una combinación de omega-3 logró mejoras en la memoria, visión y estado de ánimo de pacientes de Alzheimer. La luteína se encuentra alimentos tales como la col rizada, el brécol, la espinaca, la col de Bruselas, los espárragos, el melón o sandia, el maíz la papaya, el mango, la guayaba y la yema de huevo. En la Universidad Linkoping en Suecia un grupo de investigadores estudió la mejor forma de consumir la espinaca para obtener los mayores niveles de luteína[88]. Se halló que esto se logra con el consumo de la espinaca en forma de batidos o jugo. Por otra parte, el calor degrada la luteína y se encontró que mientras más tiempo se hierva menos cantidad de luteína se retiene. Muchos de los alimentos que contienen luteína también contiene buenas cantidades de zeaxantina. La zeaxantina se encuentra en el nabo, la espinaca, el repollo, la col, el brécol, al maíz, los guisantes[89].

Según un informe publicado por la revista médica inglesa The Lancet muchos casos de enfermedad de Alzheimer pudieran prevenirse por medio de las siguientes estrategias: aumentar la educación y el ejercicio durante la niñez, mantener el contacto social, reducir o dejar de fumar, manejo de la pérdida auditiva, tratar o prevenir la depresión, la diabetes, la hipertensión y la obesidad.

Puntos principales del capítulo

El Alzheimer es la más común de las demencias, un grupo de enfermedades que causa pérdida de memoria y otras capacidades cognitivas lo suficientemente grave como para interferir con la vida diaria. Algunos otros tipos de demencia son la demencia con cuerpos de Lewy, la demencia frontotemporal, la demencia vascular y la demencia por enfermedad de Parkinson. En las personas que sufren de Alzheimer se crean, en los espacios entre neuronas, unas placas formadas por depósitos de una proteína llamada beta amiloide. Dentro de las neuronas también se crean unos ovillos neurofibrilares formados por fibras de otra proteína llamada tau. Estos procesos entorpecen el funcionamiento de las neuronas y eventualmente causan su muerte. Otros cambios relacionados con las células gliales permiten la acumulación de desechos y el desarrollo de inflamación crónica en el cerebro.

Se sabe que la genética también juega un papel importante aunque no lo explica todo. Una variante de un gen llamada APOE4 aumenta el riesgo de llegar a padecer esta enfermedad a edad avanzada. Otros genes han sido implicados en el desarrollo del Alzheimer a temprana edad. Las personas que sufren de síndrome de Down, las cuales poseen material genético adicional proveniente del cromosoma 21 tienen una elevada probabilidad de desarrollar Alzheimer.

La incidencia de Alzheimer es mayor en las mujeres que en los hombres. Varias teorías, algunas de ellas relacionadas con cambios hormonales y metabólicos, han sido propuestas para explicar este hecho. Sin embargo, hasta ahora no hay respuestas definitivas.

Los medicamentos existentes para el Alzheimer no curan la enfermedad sino que van dirigidos a mantener durante algún tiempo las capacidades mentales, manejar síntomas relacionados con la conducta, y hacer más lenta la pérdida de memoria. En años recientes se ha reportado el fracaso de numerosos medicamentos propuestos para tratar la enfermedad. Esto ha conducido a que se cuestione el modelo tradicional acerca de las placas de amiloide como causantes de la enfermedad.

Al presente se estudia la relación entre el Alzheimer y la diabetes tipo 2. La diabetes tipo 2 aumenta el riesgo de desarrollar Alzheimer y promueve cambios degenerativos en el cerebro. En la enfermedad de Alzheimer también ocurren cambios relacionados con la función de la insulina en el cerebro.

También se estudia la relación entre el Alzheimer y algunos virus, especialmente el de herpes. La exposición al aluminio, el cual está presente en numerosos productos y causa daños al cerebro es otro factor que se investiga. El hierro es otro metal cuya influencia se investiga.

Existen estrategias relacionadas con la alimentación, el ejercicio y la estimulación mental acerca de las cuales hemos tratado en capítulos previos de este libro que pueden ayudarnos a reducir el riesgo de llegar a padecer de esta enfermedad. Otras medidas que hemos señalado incluyen prevenir o tratar la diabetes tipo 2, el síndrome metabólico y la hipertensión y evitar la exposición a diversos contaminantes ambientales.

Conclusión

NUESTRO CEREBRO ES un órgano extremadamente complejo y está sujeto a numerosas amenazas a su salud. Sin embargo, si tomamos las medidas correctas es posible preservar sus capacidades hasta edades muy avanzadas. En este libro, primeramente hemos presentado un pequeño resumen acerca de las características y el funcionamiento del cerebro humano. Luego hemos considerado una serie de factores perjudiciales a su salud. Posteriormente hemos presentado diversas medidas fundamentadas en estudios científicos que podemos tomar para preservar sus capacidades y evitar el deterioro que muchas veces asociamos con la edad. La nutrición, el ejercicio, la estimulación mental, el contacto social son algunos de los factores que pueden ayudarnos a mantener la salud de nuestro cerebro. Recuerde que gran parte del deterioro de nuestra memoria y otras capacidades cognitivas que se atribuyen al paso de los años es más bien el resultado de enfermedades y malos hábitos de salud. Mientras más pronto tomemos las medidas esbozadas en este libro mayores serán las oportunidades de mantener nuestro cerebro saludable a cualquier edad.

Referencias

Capítulo 1

[1] Cherry, Kendra. How many neurons are in the brain? April 05, 2018 https://www.verywellmind.com/how-many-neurons-are-in-the-brain-2794889

[2] Hertz, Leif; Chen, Ye. Editorial: All 3 types of glial cells are important for memory formation. Frontiers in Integrative Neuroscience 27 September 2016 | https://doi.org/10.3389/fnint.2016.00031

[3] Paddock, Catharine. Brain's 'support cells' play active role in memory and learning. https://www.medicalnewstoday.com/articles/322203.php

[4] Swaminathan, Nikhil. Why does the brain need so much power? Scientific American April 29, 2008 https://www.scientificamerican.com/article/why-does-the-brain-need-s/

[5] Lou Beaulieu-Laroche; Enrique H.S. Toloza; Marie-Sophie van der Goes; Mathieu Lafourcade; Derrick Barnagian; et al. Enhanced Dendritic Compartmentalization in Human Cortical Neurons. Cell Vol. 175, Issue 3, P643-651.E14, October 18, 2018 DOI: https://doi.org/10.1016/j.cell.2018.08.045

[6] Neuroscientists accidentally discovered a whole new role for the cerebellum. 9 June 2018 https://www.sciencealert.com.au/cerebellum-human-brain-neuroscience-discover-new-role-behaviour-reward-response?perpetual=yes&limitstart=1

[7] Gutierrez, Graciela. Making moves to understand cognitive function in the brain. October 26, 2018 https://medicalxpress.com/news/2018-10-cognitive-function-brain.html

[8] Washington University School of Medicine. "Mind's quality control center found in long-ignored brain area: Cerebellum checks and corrects thoughts, movement." ScienceDaily. ScienceDaily, 25 October 2018. www.sciencedaily.com/releases/2018/10/181025142018.htm

[9] Dockril, Peter. We may have been wrong about how the left and right brain control different sides of the body. 8 October 2018 https://www.sciencealert.com/we-may-have-been-wrong-how-brain-controls-different-sides-body-contralateral-hemisphere-ipsilateral

[10] Burgess, Lana. Left brain vs. right brain: Fact and fiction. 26 February 2018 https://www.medicalnewstoday.com/articles/321037.php

[11] Chan, Russell W.; Leong, Alex T. L.; Ho, Leon C.; Gao, Patrick P.; Wong, Eddie C.; et al. Low-frequency hippocampal–cortical activity drives brain-wide resting-state functional MRI connectivity. PNAS August 15, 2017. 114 (33) E6972-E6981 https://doi.org/10.1073/pnas.1703309114

Capítulo 2

[1] Licher, Silvan; Darweesh, Sirwan K. L.; Wolters, Frank J.; Fani, Lana; Heshmatollah, Alis; et al. Lifetime risk of common neurological diseases in the elderly population. Journal of Neurology, Neurosurgery, and Psychiatry Published Online First: 02 October 2018. doi: 10.1136/jnnp-2018-318650

[2] Selhub, Eva. Nutritional psychiatry: Your brain on food. Harvard Health Blog. Posted November 16, 2015, updated April 05, 2018

[3] Para más información ver: Francis, Heather; Stevenson, Richard. The longer-term impacts of Western diet on human cognition and the brain. Appetite Vol 63, 1 April, 2013 pp. 119-128

[4] Lobo, V.; Patil, A.; Phatak, A.; Chandra, N. Free radicals, antioxidants and functional foods: Impact on human health. Pharmacognosy Review 2010 Jul-Dec; 4(8): 118–126. https://www.ncbi.nlm.nih.gov/pmc/articles/PMC3249911/

[5] American Physiological Society. "Obesity + aging linked to Alzheimer's markers in the brain: Study finds most neurodegeneration in hippocampus of overweight, middle-age mice." ScienceDaily. ScienceDaily, 28 June 2018. <www.sciencedaily.com/releases/2018/06/180628151649.htm

[6] Jackson, Kay. Middle-Age Heart Fitness Tied to Later Brain Health. February 11, 2016 https://www.medpagetoday.com/neurology/generalneurology/56149

[7] University of California - Los Angeles. "Sitting is bad for your brain -- not just your metabolism or heart: Thinning in brain regions important for memory linked to sedentary habits." ScienceDaily. ScienceDaily, 12 April 2018. <www.sciencedaily.com/releases/2018/04/180412141014.htm>

[8] IOS Press "Better Physical Fitness and Lower Aortic Stiffness Key to Slower Brain Aging." NeuroscienceNews. NeuroscienceNews, 12 June 2018. <http://neurosciencenews.com/fitness-brain-aging-9322/>.

[9] Echouffo-Tcheugui, Justin B.; Conner, Sarah C.; Himali, Jayandra J.; Maillard, Pauline; DeCarli, Charles S.; et al. Circulating cortisol and cognitive and structural brain measures. Abstract. Neurology October 24, 2018, DOI: https://doi.org/10.1212/WNL.0000000000006549

[10] Bremner, J. Douglas. Traumatic stress: effects on the brain. Dialogues in Clinical Neuroscience 2006 Dec; 8(4): 445–461

[11] Mah, Linda; Szabuniewicz, Claudia; Fiocco, Alexandra J. Can anxiety damage the brain? Current Opinion in Psychiatry, 2016; 29 (1): 56 DOI: 10.1097/YCO.0000000000000223

[12] Madrigal, Jose L.M.; Olivenza, Raquel; Moro, Maria A.; Lizasoain, Ignacio; Lorenzo, Pedro et al. Glutathione depletion, lipid peroxidation and mitochondrial dysfunction are induced by chronic stress in rat brain. Neuropsychopharmacology 2001 Vol. 24, pp. 420–429 doi:10.1016/S0893-133X(00)00208-6

[13] Ghosh, Supriya; Laxmi, T. Rao Chattarji, Sumantra. Functional connectivity from the amygdala to the hippocampus grows stronger after stress. Journal of

Neuroscience 24 April 2013, 33 (17) 7234-7244; DOI: https://doi.org/10.1523/JNEUROSCI.0638-13.2013

[14] Boyes, Alice. Why Stress Turns Into Depression. March 07, 2013. Psychology Today https://www.psychologytoday.com/us/blog/in-practice/201303/why-stress-turns-depression

[15] Alekseenko, A. V.; Kolos, V. A.; Waseem, T. V.; Fedorovich, S. V. Glutamate induces formation of free radicals in rat brain synaptosomes. Biophysics October 2009, Vol. 54, Issue 5, pp. 617–620

[16] Sandoiu, Ana. How you react to stress may predict brain health. 21 November 2018 https://www.medicalnewstoday.com/articles/323750.php

[17] Mah, Linda; Szabuniewicz, Claudia; Fiocco, Alexandra J. Can anxiety damage the brain? Current Opinion in Psychiatry, 2016; 29 (1): 56 DOI: 10.1097/YCO.0000000000000223

[18] Gimson, Amy; Schlosser, Marco; Huntley, Jonathan D.; Marchant, Natalie L. Support for midlife anxiety diagnosis as an independent risk factor for dementia: a systematic review. BMJ Open 2018;8:e019399. doi: 10.1136/bmjopen-2017-019399

[19] Schmaal, L.; Veltman, D. J.; van Erp, T. G. M.; Samann, P. G.; Frodl, T.; et al. Subcortical brain alterations in major depressive disorder: findings from the ENIGMA Major Depressive Disorder working group. Molecular Psychiatry Vol. 21, pp. 806–812 (2016) doi: 10.1038/mp.2015.69

[20] Nield, David. Depression Can Actually Leave Long-Term Changes in Your Brain, Study Shows. 1 March 2018 https://www.sciencealert.com/depression-could-cause-long-term-brain-changes

[21] Bansal, R.; Hellerstein, D.J.; Peterson, B.S. Evidence for neuroplastic compensation in the cerebral cortex of persons with depressive illness. Molecular Psychiatry, 2017; DOI: 10.1038/mp.2017.34

[22] University of Sussex "Depression Speeds Up Brain Aging." NeuroscienceNews. NeuroscienceNews, 24 May 2018. <http://neurosciencenews.com/depression-brain-aging-9127/>

[23] UT Southwestern Medical Center. International research team finds brain changes linked to sleep need. 14 June 2018 https://www.eurekalert.org/pub_releases/2018-06/usmc-irt061418.php

[24] What Happens in the Brain During Sleep? Scientific American n.d. https://www.scientificamerican.com/article/what-happens-in-the-brain-during-sleep1/

[25] Fattinger, Sara; de Beukelaar, Toon T. Ruddy, Kathy L. Volk, Carina; Heyse, Natalie C. et al. Deep sleep maintains learning efficiency of the human brain Nature Communications Vol. 8, Article number: 15405 (2017) doi:10.1038/ncomms15405

26 Boyles, Salynn. Sleep Deprived Workers Have Less Cognitive Flexibility. MedPageToday June 07, 2017.
https://www.medpagetoday.com/meetingcoverage/apss/65855
27 Washington University in St. Louis. "Sleep, Alzheimer's link explained." ScienceDaily. ScienceDaily, 10 July 2017.
<www.sciencedaily.com/releases/2017/07/170710161442.htm>
28 Brzecka, Ann; Leszek, Jerzy; Asraf, Ghulam, Md; Ejma, Maria; Ávila-Rodriguez, Marco F.; et al. Sleep Disorders Associated With Alzheimer's Disease: A Perspective. Frontiers in Neuroscience 31 May 2018
https://doi.org/10.3389/fnins.2018.00330
29 Spira, Adam P.; An, Yang; Wu, Mark N.; Owusu, Jocelynn T.; Simonsick, Eleanor M.; et al. Excessive daytime sleepiness and napping in cognitively normal adults: associations with subsequent amyloid deposition measured by PiB PET. Sleep, 2018; DOI: 10.1093/sleep/zsy152
30 Bubu, Omonigho M.; Brannick, Michael; Mortimer, James ; Umasabor-Bubu, Ogie; Sebastiao, Yuri V.; et al. Sleep, Cognitive impairment, and Alzheimer's disease: A Systematic Review and Meta-Analysis. Sleep. 2017 Jan 1;40(1). doi: 10.1093/sleep/zsw032
31 Reimund E. The free radical flux theory of sleep. Abstract. Medical Hypotheses. 1994, Oct.; 43(4):231-3
32 Peters-Mathews, Brandon. Don't lose sleep over it: Even if you don't get enough shut-eye, most fixes are easy. July 26, 2018
https://wtop.com/national/2018/07/dont-lose-sleep-over-it-even-if-you-dont-get-enough-shut-eye-most-fixes-are-easy/
33 Bharanidharan, Sadhana. Sleep And Memory: How The Two Are Related. Oct 8, 2018 https://www.medicaldaily.com/sleep-and-memory-how-two-are-related-427914
34 Obesity Society. "Insulin sensitivity: One night of poor sleep could equal six months on a high-fat diet, study in dogs suggests." ScienceDaily. ScienceDaily, 4 November 2015.
<www.sciencedaily.com/releases/2015/11/151104134039.htm>
35 Rahhal, Natalie. Social media and cell phones are so stressful that we now need more than 8 hours sleep, expert says. Mail Online. 14 June 2018
http://www.dailymail.co.uk/health/article-5844679/Social-media-cell-phones-stressful-need-8-hours-sleep-expert-says.html
36 Wild, Conor J.; Nichols, Emily S.; Battista, Michael E.; Stojanoski, Bobby; Owen, Adrian M. Dissociable effects of self-reported daily sleep duration on high-level cognitive abilities. 13 September 2018 Sleep, zsy182,
https://doi.org/10.1093/sleep/zsy182
37 Chang, Wei-Pin; Liu, Mu-En; Chang, Wei-Chiao; Yang, Albert C.; Ku, Yan-Chiou; et al. Sleep apnea and the risk of dementia: A population-based 5-year

follow-up study in Taiwan. PLoS One 8(10): e78655 doi: 10.1371/journal.pone.0078655

[38] Kim, Hyun; Yun, Chang-Ho; Thomas, Robert Joseph; Lee, Seung Hoon; Seo, Hyung Suk; et al. Obstructive sleep apnea as a risk factor for cerebral white matter change in a middle-aged and older general population. Sleep 2013 May 1; 36(5): 709–715 doi: 10.5665/sleep.2632

[39] Cohut, Maria. Obstructive sleep apnea linked to higher Alzheimer's risk. 10 November 2017 https://www.medicalnewstoday.com/articles/320024.php

[40] Ver: Roberts, Rosebud O.; Knopman, David S.; Przybelski, Scott A.; Mielke, Michelle M.; Kantarci, Kejal et al Association of type 2 diabetes with brain atrophy and cognitive impairment. Neurology, April 01, 2014; 82 (13)

[41] Mankovsky, B.; Zherdova, N.; van den Berg, E; Biessels G.-J.; de Bresser, J. Cognitive functioning and structural brain abnormalities in people with Type 2 diabetes mellitus. Diabetic Medicine 19 September 2018 https://doi.org/10.1111/dme.13800

[42] Seaquist, Elizabeth R. The final frontier: How does diabetes affect the brain? Diabetes 2010 Jan; 59(1): 4-5. https://doi.org/10.2337/db09-1600

[43] AAN "Is There a Link Between Diabetes and Parkinson's?." NeuroscienceNews. NeuroscienceNews, 15 June 2018. <http://neurosciencenews.com/diabetes-parkinsons-9353/>

[44] Can diabetes cause Parkinson's disease? 11 July 2018 https://www.health24.com/Medical/Diabetes/News/can-diabetes-cause-parkinsons-disease-20180711-2

[45] Zahid, Hina. Diabetes leads to decline in brain function in Elderly : Diabetologia. December 14, 2018 https://speciality.medicaldialogues.in/diabetes-leads-to-decline-in-brain-function-in-elderly-diabetologia/

[46] OpenStax College. Anatomy and Physiology. 2017 https://openstax.org/details/books/anatomy-and-physiology

[47] Yates, Kathy F.; Sweat, Victoria; Yau, Po Lai; Turchiano, Michael M.; Convit, Antonio. impact of metabolic syndrome on cognition and brain: A selected review of the literature. Arteriosclerosis, Thrombosis, and Vascular Biology 2012;32:2060-2067

[48] Aguilar, Maria; Bhuket, Taft; Torres, Sharon; Liu, Benny; Wong, Robert J. Prevalence of the metabolic syndrome in the United States, 2003-2012. JAMA, 2015; 313 (19): 1973 DOI: 10.1001/jama.2015.4260

[49] Araújo, Joana; Cai, Jianwen; Stevens, June. Prevalence of Optimal Metabolic Health in American Adults: National Health and Nutrition Examination Survey 2009–2016. Metabolic Syndrome and Related Disorders, 2018; DOI: 10.1089/met.2018.0105

[50] Noble, J. M.; Borrell, L. N.; Papapanou, P. N.; Elkind, M. S. V.; Scarmeas, N.; Wright, C. B. Periodontitis is associated with cognitive impairment among older

adults: analysis of NHANES-III. Abstract. Journal of Neurology, Neurosurgery, and Psychiatry 2009 Nov; 80(11): 1206–1211

[51] Gil-Montoya, José A.; Sanchez-Lara, Ines; Carnero-Pardo, Cristobal; Fornieles, Francisco; Montes, Juan; et al. Is periodontitis a risk factor for cognitive impairment and dementia? A case-control study. Journal of Periodontology DOI: 10.1902/jop.2014.140340

[52] University of Illinois at Chicago. Periodontal disease bacteria may kick-start Alzheimer's. 3 October 2018 https://www.eurekalert.org/pub_releases/2018-10/uoia-pdb100318.php

[53] Zwibel, Hallie; Leder, Adena; Yao, Sheldon; Finn, Christina. Concussion evaluation and management: An osteopathic perspective. The Journal of the American Osteopathic Association, 2018; DOI: 10.7556/jaoa.2018.144

[54] University of California - San Francisco. Dementia risk doubles following concussion, UCSF study shows. 7-May-2018 https://www.eurekalert.org/pub_releases/2018-05/uoc--drd050318.php

[55] University of Glasgow. Potential link between brain trauma and degenerative brain disease revealed. August 1, 2018 https://medicalxpress.com/news/2018-08-potential-link-brain-trauma-degenerative.html

[56] Weber, Alexander M.; Pukropski, Anna; Kames, Christian; Jarrett, Michael; Dadachanji, Shiroy; et al. Pathological insights from quantitative susceptibility mapping and diffusion tensor imaging in ice hockey players pre and post-concussion. Frontiers in Neurology, 06 August 2018 https://doi.org/10.3389/fneur.2018.00575

[57] College football star Tyler Hilinski had CTE when he took own life, say family. The Guardian June 26 2018 https://www.theguardian.com/sport/2018/jun/26/tyler-hilinski-college-football-quarterback-brain-trauma-washington-state

[58] Dockrill, Peter. Brain Trauma Discovered in 99% of Deceased NFL Players in Post-Mortem Study. 26 July 2017 Science Alert https://www.sciencealert.com/post-mortem-study-finds-brain-trauma-in-110-out-of-111-deceased-nfl-players

[59] Sanders, Laura. Football and hockey players aren't doomed to suffer brain damage. August 7, 2018 https://www.sciencenews.org/article/football-hockey-players-not-doomed-brain-damage

[60] Adams, Jason W.; Alvarez, Victor E.; Mez, Jesse; Huber, Bertrand R. Tripodis, Yorghos; et al. Lewy Body Pathology and Chronic Traumatic Encephalopathy Associated With Contact Sports. Journal of Neuropathology & Experimental Neurology, 25 July 2018 nly065, https://doi.org/10.1093/jnen/nly065

[61] Orlando Health. Evidence of Brain Injuries in Football Players at Surprisingly Young Age. NeuroscienceNews. NeuroscienceNews, 2 November 2018. http://neurosciencenews.com/tbi-football-youth-10140/

[62] Gong, Nan-Jie; Kuzminski, Samuel; Clark, Michael; Fraser, Melissa; Sundman, Mark; et al. Microstructural alterations of cortical and deep gray matter over a season of high school football revealed by diffusion kurtosis imaging. Neurobiology of Disease Vol. 119, November 2018, pp. 79-87 https://doi.org/10.1016/j.nbd.2018.07.020

[63] Albert Einstein College of Medicine. Soccer ball heading may commonly cause concussion symptoms. https://medicalxpress.com/news/2017-02-soccer-ball-commonly-concussion-symptoms.html

[64] Stewart, Walter F.; Kim, Namhee; Ifrah, Chloe; Sliwinski, Martin; Zimmerman, Molly E.; et al. Heading frequency is more strongly related to cognitive performance than unintentional head impacts in amateur soccer players. Frontiers in Neurology 24 April 2018 https://doi.org/10.3389/fneur.2018.00240

[65] University of Delaware. "Headers may cause balance issues: A new University of Delaware study is the first to examine the effect of headers on balance. These repetitive head impacts could have the potential to cause subtle neurological deficit." ScienceDaily. ScienceDaily, 12 July 2018. <www.sciencedaily.com/releases/2018/07/180712172229.htm>

[66] Soccer heading worse for women's brains than for men's. July 31, 2018 https://medicalxpress.com/news/2018-07-soccer-worse-women-brains-men.html

[67] Pietila, Julia, Helander, Elina; Korhonen, Ilkka; Myllymäki, Tero; Kujala, Urno M. et al. Acute effect of alcohol intake on cardiovascular autonomic regulation during the first hours of sleep in a large real-world sample of Finnish employees: Observational study. JMIR Mental Health Vol 5, No 1 (2018): Jan-Mar

[68] National Institute on Aging. Datos factuales sobre el envejecimiento y el alcohol. Noviembre 1, 2017. https://www.nia.nih.gov/health/datos-factuales-sobre-envejecimiento-alcohol

[69] American Heart Association. "Heavy, Lifetime Alcohol Users May Be Toasting Metabolic Syndrome." ScienceDaily. ScienceDaily, 18 November 2004. <www.sciencedaily.com/releases/2004/11/041116233400.htm>

[70] Kalinin, Sergey; González-Prieto, Marta; Scheiblich, Hannah; Lisi, Lucia; Kusumo, Handojo. Transcriptome analysis of alcohol-treated microglia reveals downregulation of beta amyloid phagocytosis. Journal of Neuroinflammation201815:141 https://doi.org/10.1186/s12974-018-1184-7

[71] Gibson, Louisa; Porter, Melanie. Drinking or smoking while breastfeeding and later cognition in children. Pediatrics 2018;142(2):e20174266

[72] Young, Emma. Nicotine stops new brain cells forming. New Scientist, 15 May 2002. https://www.newscientist.com/article/dn2286-nicotine-stops-new-brain-cells-forming/

[73] Karama, S; Ducharme, S; Corley, J; Chouinard-Decorte, F.; Starr, J M. et al Cigarette smoking and thinning of the brain's cortex. Molecular Psychiatry, 2015; DOI: 10.1038/mp.2014.187

[74] Smoking and Diabetes Linked to Brain Calcifications. Neuro Imaging June 26, 2018 https://www.itnonline.com/content/smoking-and-diabetes-linked-brain-calcifications

[75] McCarthy, Deirdre M.; Morgan, Thomas J.; Lowe, Sarah E.; Williamson, Matthew J.; Spencer; et al. Thomas J. Nicotine exposure of male mice produces behavioral impairment in multiple generations of descendants. October 16, 2018 PLoS Biology https://doi.org/10.1371/journal.pbio.2006497

[76] Choi, Daein; Choi, Seulggie; Park, Sang Min. Effect of smoking cessation on the risk of dementia: a longitudinal study. Annals of Clinical and Translational Neurology 05 September 2018 https://doi.org/10.1002/acn3.633

[77] Alcoholism: Clinical & Experimental Research. "Cigarette Smoking Exacerbates Alcohol-induced Brain Damage." ScienceDaily. ScienceDaily, 30 December 2004. <www.sciencedaily.com/releases/2004/12/041220004610.htm>.

[78] American Heart Association. "Tobacco aside, e-cigarette flavorings may harm blood vessels." ScienceDaily. ScienceDaily, 14 June 2018. <www.sciencedaily.com/releases/2018/06/180614095240.htm>

[79] The Endocrine Society. "E-cigarettes may lead to accumulation of fat in the liver." ScienceDaily. ScienceDaily, 18 March 2018. <www.sciencedaily.com/releases/2018/03/180318144824.htm>

[80] Scott, Aaron; Lugg, Sebastian T.; Aldridge, Kerrie; Lewis, Keir E.; Bowden, Allen; et al. Pro-inflammatory effects of e-cigarette vapour condensate on human alveolar macrophages. Thorax Published Online First: 13 August 2018. doi: 10.1136/thoraxjnl-2018-211663

[81] Largest Brain Study of 62,454 Scans Identifies Drivers of Brain Aging. 21 August 2018 Journal of Alzheimer's Disease https://www.j-alz.com/content/largest-brain-study-62454-scans-identifies-drivers-brain-aging

[82] Meissner A. Hypertension and the Brain: A Risk Factor for More Than Heart Disease. Cerebrovascular Diseases 2016;42(3-4):255-62. doi: 10.1159/000446082

[83] Kuzma, Elzbieta; Lourida, Ilianna; Moore, Sarah F.; Levine, Deborah A.; Ukoumunne, Obioha C.; Llewellyn, David J. Stroke and dementia risk: A systematic review and meta-analysis. Alzheimer's & Dementia, 2018; DOI: 10.1016/j.jalz.2018.06.3061

[84] Rutten-Jacobs, Loes C. A.; Larsson, Susanna C.; Malik, Rainer; Rannikmae, Kristiina; Sudlow, Cathie L.; et al. Genetic risk, incident stroke, and the benefits of adhering to a healthy lifestyle: cohort study of 306 473 UK Biobank participants. BMJ 2018;363:k4168

[85] Mayo Clinic Staff. High blood pressure dangers: Hypertension's effects on your body. n.d. https://www.mayoclinic.org/diseases-conditions/high-blood-pressure/in-depth/high-blood-pressure/art-20045868

[86] IOS Press BV. "Dementia risk quadrupled in people with mild cognitive impairment." ScienceDaily. ScienceDaily, 6 August 2014. <www.sciencedaily.com/releases/2014/08/140806124938.htm

[87] Nield, David. Wearing a tie could mess with the blood supply to your brain. 10 July 2018 https://www.sciencealert.com/wearing-ties-messes-up-brain-blood-flow-supply

[88] Knecht, S.; Wersching, H.; Lohmann H.; Bruchmann M.; Duning T.; et al. High-normal blood pressure is associated with poor cognitive performance. Hypertension. 2008 Mar;51(3):663-8. doi: 10.1161/HYPERTENSIONAHA.107.105577

[89] Abell, Jessica G.; Kivimaki, Mika; Dugravot, Aline; Tabak, Adam G.; Fayosse, Aurore, et al. Association between systolic blood pressure and dementia in the Whitehall II cohort study: role of age, duration, and threshold used to define hypertension. European Heart Journal. 2018; DOI: 10.1093/eurheartj/ehy288

[90] Oxford University Press USA. "Dementia can be caused by hypertension." ScienceDaily. ScienceDaily, 13 June 2018. <www.sciencedaily.com/releases/2018/06/180613101925.htm>

[91] Ver: Szalay, Jessie. Inflammation: Causes, symptoms & anti-inflammatory diet. Live Science, September 30, 2015. https://www.livescience.com/52344-inflammation.html

[92] Johns Hopkins Medicine"Mid to Late Life Increases in Marker of Chronic Inflammation Tied to Dementia." NeuroscienceNews. NeuroscienceNews, 2 July 2028. <http://neurosciencenews.com/inflammation-aging-dementia-9501/>

[93] Maier, Steven F.; Watkins, Linda R. Consequences of the inflamed brain. The Dana Foundation, August 17, 2012. http://www.dana.org/Publications/ReportOnProgress/Consequences_of_the_Inflamed_Brain/

[94] Borsini, Alessandra; Cattaneo, Annamaria; Malpighi, Chiara; Thuret, Sandrine; Harrison, Neil A. et al. Interferon-Alpha Reduces Human Hippocampal Neurogenesis and Increases Apoptosis via Activation of Distinct STAT1-Dependent Mechanisms. International Journal of Neuropsychopharmacology, October 2017 DOI: 10.1093/ijnp/pyx083

[95] Maier, Steven F.; Watkins, Linda R. op cit.

[96] Prickett, C.; Brennan, L.; Stolwyk, R. "Examining the relationship between obesity and cognitive function: a systematic literature review," Obesity Research and Clinical Practice, vol. 9, no. 2, pp. 93–113, 2015.

[97] Obesity, Metabolic Factors Linked to Faster Cognitive Decline. American Academy of Neurology. https://www.aan.com/PressRoom/Home/PressRelease/1098

[98] Raji, Cyrus A.; Ho, April J.; Parikshak, Neelroop N.; Becker, James T.; Lopez, Oscar L.; et al. Brain structure and obesity. Abstract. Human Brain Mapping, 06 August 2009 https://doi.org/10.1002/hbm.20870

[99] Wang, Chuanming; Chan, John S. Y.; Ren, Lijie; Yan, Jin H. Obesity Reduces Cognitive and Motor Functions across the Lifespan. Neural Plasticity Volume 2016 (2016), Article ID 2473081

[100] Tolea, Magdalena I.; Chrisphonte, Stephanie; Galvin, James E. Sarcopenic obesity and cognitive performance. Clinical Interventions in Aging 2018; 13: 1111–1119 doi: 10.2147/CIA.S164113

[101] TCD"Measure of Belly Fat in Older Adults Linked to Cognitive Impairment." NeuroscienceNews. NeuroscienceNews, 1 August 2018. <http://neurosciencenews.com/body-fat-aging-cognition-9647/>

[102] Lainez, Nancy M.; Jonak, Carrie R.; Nair, Meera G.; Ethell, Iryna M.; Wilson, Emma H.; et al. Diet-induced obesity elicits macrophage infiltration and reduction in spine density in the hypothalami of male but not female mice. Frontiers in Immunology, 11 September 2018 https://doi.org/10.3389/fimmu.2018.01992

[103] Hamer, Mark; Batty, G. David. Association of body mass index and waist-to-hip ratio with brain structure. Abstract. Neurology, Jan. 9, 2019; DOI: 10.1212/WNL.0000000000006879

[104] Kirk-Sanchez, Neva J; McGough, Ellen L. op cit.

[105] NICM, Western Sydney University. "Exercise increases brain size, new research finds." ScienceDaily. ScienceDaily, 13 November 2017. <www.sciencedaily.com/releases/2017/11/171113195024.htm>.

[106] How the aging brain affects thinking. National Institute on Aging. Reviewed May 17, 2017. https://www.nia.nih.gov/health/how-aging-brain-affects-thinking

[107] Alzheimer's Association. Alzheimer's disease: Risk factors. https://www.alz.org/alzheimers_disease_causes_risk_factors.asp

[108] University Health News. Dementia symptoms, stages and treatment: Vascular dementia, Lewy body dementia, Alzheimer's disease, and how to improve memory n.d

[109] Boisvert, Matthew M.; Erikson, Galina A.; Shokhirev, Maxim N.; Allen, Nicola J. The aging astrocyte transcriptome from multiple regions of the mouse brain. Cell Reports. Vol. 22, Issue 1, pp. 269–285, 2 January 2018

[110] Billioti de Gage, Sophie; Bégaud, Bernard; Bazin, Fabienne; Verdoux, Hélene; Dartigues, Jean-François et al. Benzodiazepine use and risk of dementia: prospective population based study. British Medical Journal, 2012; 345 doi: https://doi.org/10.1136/bmj.e6231

[111] Kernisan, Leslie. 4 Types of brain-slowing medication to avoid if you're worried about memory. n.d. https://betterhealthwhileaging.net/medications-to-avoid-if-worried-about-memory/

[112] Frey Danielle J.; Ortega, Justus D.; Wiseman, Courtney; Farley, Claire T.; Wright, Kenneth P. Influence of Zolpidem and Sleep Inertia on Balance and Cognition During Nighttime Awakening: A Randomized Placebo-Controlled Trial. Abstract. Journal of the American Geriatrics Society. 13 January 2011 https://doi.org/10.1111/j.1532-5415.2010.03229.x

[113] Risacher, Shannon L.; McDonald, Brenna C.; Tallman, Eileen F.; West, John D.; Farlow, Martin R. et al. Association Between Anticholinergic Medication Use and Cognition, Brain Metabolism, and Brain Atrophy in Cognitively Normal Older Adults. JAMA Neurology, April 2016 DOI: 10.1001/jamaneurol.2016.0580
Doheny, Kathleen. Common meds and dementia: How strong Is the link? May 9, 2016 https://www.webmd.com/allergies/news/20160509/anticholinergic-drugs-dementia-link#1

[114] Richardson, Kathryn; Fox Chris, Maidment, Ian; Steel Nicholas; Loke, Yoon K. et al Anticholinergic drugs and risk of dementia: case-control study. British Medical Journal 2018; 361 doi: https://doi.org/10.1136/bmj.k1315.
University of East Anglia. "Antidepressants and bladder medicines linked to dementia in landmark study." ScienceDaily. ScienceDaily, 25 April 2018. <www.sciencedaily.com/releases/2018/04/180425195636.htm>.

[115] Marchant, Jo. When antibiotics turn toxic. 21 March 2018 https://www.nature.com/articles/d41586-018-03267-5

[116] Han, Da Hee. Some statins may be associated with cognition, memory deficits. July 24, 2018 https://www.neurologyadvisor.com/aaic-2018/statin-use-linked-to-cognitive-memory-deficits/article/783083/

[117] University Health News. Op. cit

[118] Lin F.R; Metter E.J; O'Brien R.J; Resnick S.M; Zonderman A.B; Ferrucci L. Hearing loss and incident dementia. Archives of Neurology 2011 Feb;68(2):214-20. doi: 10.1001/archneurol.2010.362

[119] Thomson, Rhett S.; Auduong, Priscilla; Miller, Alexander T.; Gurgel, Richard K. Hearing loss as a risk factor for dementia: A systematic review. Laryngoscope Investigative Otolaryngology 2017 Apr; 2(2): 69–79 doi: 10.1002/lio2.65

[120] Livingston, Gill; Sommerlad, Andrew; Orgeta, Vasiliki; Costafreda, Sergi G.; Huntley, Jonathan. Dementia prevention, intervention, and care. The Lancet 16 December 2017 Vol. 390, No. 10113, p2673–2734

[121] Alzheimer's Association. New and expanded risk factors for cognitive decline and Alzheimer's Disease. https://www.alz.org/aaic/releases_2017/AAIC17-Mon-briefing-risk-factor.asp

[122] Audiology WorldNews. No increased cognitive deficit for elderly people who use hearing aids. 02 November 2015. http://www.audiology-

worldnews.com/focus-on/1481-no-increased-cognitive-deficit-for-elderly-people-who-use-hearing-aids

[123] University of Texas at El Paso. "Hearing aids improve memory, speech." ScienceDaily. ScienceDaily, 28 January 2016. <www.sciencedaily.com/releases/2016/01/160128155757.htm>

[124] Maharani, Asri; Dawes, Piers; Nazroo, James.; Tampubolon, Gindo; Pendleton, Neil. Longitudinal Relationship Between Hearing Aid Use and Cognitive Function in Older Americans. Journal of the American Geriatrics Society 10 April 2018 https://doi.org/10.1111/jgs.15363

[125] Crane, Misti. Subtle hearing loss while young changes brain function, study finds. The Ohio State University. https://news.osu.edu/news/2018/05/22/research-hearing-loss/

[126] Acoustical Society of America. How does the brain respond to hearing loss? 12-May-2015http://www.newswise.com/articles/how-does-the-brain-respond-to-hearing-loss

[127] Hartung, Ron. Massive study confirms that loneliness increases risk of dementia. October 29, 2018 https://medicalxpress.com/news/2018-10-massive-loneliness-dementia.html

[128] Cole, Steven W.; Capitanio, John P.; Chun, Katie; Arevalo, Jesusa M. G.; Jeffrey, Ma; Cacioppo,; John T. Myeloid differentiation architecture of leukocyte transcriptome dynamics in perceived social isolation. PNAS December 8, 2015 112 (49) 15142-15147 https://doi.org/10.1073/pnas.1514249112

[129] Manemann, Sheila M.; Chamberlain, Alanna M.; Roger, Véronique L.; Griffin, Joan M.; Boyd, Cynthia M.; et al. Perceived Social Isolation and Outcomes in Patients With Heart Failure. Journal of the American Heart Association. 2018;7:e008069

[130] Hunt, Melissa G.; Marx, Rachel; Lipson, Courtney; Young, Jordyn. No more FOMO: Limiting social media decreases loneliness and depression. Journal of Social and Clinical Psychology, Vol. 37, No. 10, 2018, pp. 751-768

[131] Oregon Health & Science University. "Using Skype to beat the blues." ScienceDaily. ScienceDaily, 19 November 2018. www.sciencedaily.com/releases/2018/11/181119160253.htm

[132] Air pollution and brain health: an emerging issue. Editorial. The Lancet Neurology. February 2018 DOI: https://doi.org/10.1016/S1474-4422(17)30462-3

[133] The University of Montana. "Evidence mounts for Alzheimer's, suicide risks among youth in polluted cities." ScienceDaily. ScienceDaily, 13 April 2018. <www.sciencedaily.com/releases/2018/04/180413155259.htm>

[134] Bowe, Benjamin; Xie, Yan; Li, Tingting; Yan Yan, Xian, Hong; Al-Aly, Ziyad. The 2016 global and national burden of diabetes mellitus attributable to PM2·5

air pollution. The Lancet Planetary Health Vol. 2, No. 7, e301–e312, July 2018 DOI: https://doi.org/10.1016/S2542-5196(18)30140-2

[135] Air pollution exposure linked to enlarged hearts. August 4, 2018 https://medicalxpress.com/news/2018-08-air-pollution-exposure-linked-enlarged.html

[136] Carey, Iain M.; Anderson, H. Ross; Atkinson, Richard W.; Beevers, Sean D.; Cook, Derek G.; et al. Are noise and air pollution related to the incidence of dementia? A cohort study in London, England BMJ Open 2018;8:e022404. doi: 10.1136/bmjopen-2018-022404

[137] Underwood, Emily. The polluted brain. Science January 26, 2017 http://www.sciencemag.org/news/2017/01/brain-pollution-evidence-builds-dirty-air-causes-alzheimer-s-dementia

[138] Air pollution 'may harm cognitive performance' Air Quality News August 28, 2018 https://www.airqualitynews.com/2018/08/28/air-pollution-may-harm-cognitive-performance/

[139] Richardson, J.R; Roy, A.; Shalat, S.L.; von Stein, R.T.; Hossain, M.M.; et al. Elevated serum pesticide levels and risk for Alzheimer disease. JAMA Neurology 2014 Mar;71(3):284-90. doi: 10.1001/jamaneurol.2013.6030

[140] Hertz-Picciotto, Irva; Sass, Jennifer B.; Engel, Stephanie; Bennett, Deborah H.; Bradman, Asa; et al. Organophosphate exposures during pregnancy and child neurodevelopment: Recommendations for essential policy reforms. PLoS Medicine, 2018; 15 (10): e1002671 DOI: 10.1371/journal.pmed.1002671

[141] Sandoiu, Ana. Does this common food additive stop us exercising? 9 January 2019 https://www.medicalnewstoday.com/articles/324131.php

[142] American Academy of Neurology. "Exposure to paint, varnish, other solvents linked to increased risk of MS." ScienceDaily. ScienceDaily, 3 July 2018. <www.sciencedaily.com/releases/2018/07/180703190751.htm

[143] American Heart Association. Chronic exposure to excess noise may increase risk for heart disease, stroke. November 5, 2018 https://medicalxpress.com/news/2018-11-chronic-exposure-excess-noise-heart.html

Capítulo 3

[1] Dauncey, M.J. New insights into nutrition and cognitive neuroscience: Symposium on 'Early nutrition and later disease: current concepts, research and implications'. Proceedings of the Nutrition Society. Cited by 41 Access Volume 68, Issue 4 November 2009, pp. 408-415.

[2] American Academy of Neurology. "Better Diet May Prevent Brain Shrinkage in Older Adults." NeuroscienceNews. NeuroscienceNews, 16 May 2018. <http://neurosciencenews.com/diet-brain-shrinkage-aging-9069/>

[3] Devore, Elizabeth E.; Kang, Jae Hee; Breteler, Monique M. B.; Grodstein Francine. Dietary intakes of berries and flavonoids in relation to cognitive decline. Abstract. Annals of Neurology 26 April, 2012

[4] Bowtell, Joanna L.; Aboo-Bakkar, Zainie ; Conway, Myra ; Adlam, Anna-Lynne R. ; Fulford, Jonathan. Enhanced task related brain activation and resting perfusion in healthy older adults after chronic blueberry supplementation. Applied Physiology, Nutrition, and Metabolism. 2017 42(7): 773-779

[5] American Chemical Society. "Blueberries, the well-known 'super fruit,' could help fight Alzheimer's." ScienceDaily. ScienceDaily, 14 March 2016. <www.sciencedaily.com/releases/2016/03/160314084821.htm>.

[6] Agarwal, Puja; Wang, Yamin; Buchman, Aron; Bennett, David; Morris, Martha. Association of fruits and vegetable consumption with parkinsonism and its progression in older adults. Abstract. June 10, 2018 https://www.dropbox.com/s/hdkdurubxkq4u1z/Agarwal_Parkinsonism%20abstract.pdf?dl=0

[7] American Chemical Society. "Vegetable compound could have a key role in 'beeting' Alzheimer's disease." ScienceDaily. ScienceDaily, 20 March 2018. www.sciencedaily.com/releases/2018/03/180320084414.htm

[8] Whiteman, Honor. Drinking beetroot juice before exercising boosts brain performance. 19 April 2017 https://www.medicalnewstoday.com/articles/316997.php

[9] Paddock, Catharine. Does beetroot juice lower blood pressure? 22 February 2018 https://www.medicalnewstoday.com/articles/288229.php

[10] De Nigris, Filomena ; Williams-Ignarro, Sharon; Lerman, Lilach O.; Crimi, Ettore; Botti, Chiara; et al. Beneficial effects of pomegranate juice on oxidation-sensitive genes and endothelial nitric oxide synthase activity at sites of perturbed shear stress. March 29, 2005 102 (13) 4896-4901; https://doi.org/10.1073/pnas.0500998102

[11] Bookheimer, Susan Y.; Renner, Brian A.; Ekstrom, Arne; Li, Zhaoping; Henning, Susanne M.; et al. Pomegranate Juice Augments Memory and fMRI Activity in Middle-Aged and Older Adults with Mild Memory Complaints. Evidence-Based Complementary and Alternative Medicine 2013(3):946298 DOI: 10.1155/2013/946298

[12] Ropacki, Susan A.; Patel, Sapna M.; Hartman, Richard E. Pomegranate Supplementation Protects against Memory Dysfunction after Heart Surgery: A Pilot Study. Evidence-Based Complementary and Alternative Medicine 2013(10):932401 DOI: 10.1155/2013/932401

[13] Williams, Stefanie; Tamburic, Slobodanka; Lally. Eating chocolate can significantly protect the skin from UV light. Journal of Cosmetic Dermatology. Vol. 8, Issue 3 September 2009 pp. 169-173

---

[14] Francis S.T Head K., Morris P.G, Macdonald I.A. The effect of flavanol-rich cocoa on the fMRI response to a cognitive task in healthy young people. Journal of Cardiovascular Pharmacology. 2006;47 Suppl 2:S215-20

[15] Loma Linda University Adventist Health Sciences Center. "Dark chocolate consumption reduces stress and inflammation: Data represent first human trials examining the impact of dark chocolate consumption on cognition and other brain functions." ScienceDaily. ScienceDaily, 24 April 2018. <www.sciencedaily.com/releases/2018/04/180424133628.htm>

[16] Berk, Lee; Miller, Josh Bruhjell, Kristin; Dhuri, Sayali; Patel, Krisha et al Dark chocolate (70% organic cacao) increases acute and chronic EEG power spectral density (μV2) response of gamma frequency (25–40 Hz) for brain health: enhancement of neuroplasticity, neural synchrony, cognitive processing, learning, memory, recall, and mindfulness meditation. Abstract. Faseb Journal Published Online:20 Apr 2018

[17] Orozco-Arbelaez, Edilberto; Banegas, José Ramón; Rodríguez-Artalejo, Fernando; López-García, Esther. Consumo habitual de chocolate y estado cognitivo en los adultos mayores españoles. Nutrición Hospitalaria 2017 34(4) 841-846

[18] Environmental Defense Fund. Mercury alert: Is canned tuna safe? https://www.edf.org/oceans/mercury-alert-canned-tuna-safe

[19] University of Manchester. Vitamin D may lessen age-related cognitive decline. 21 May 2009. http://www.manchester.ac.uk/discover/news/vitamin-d-may-lessen-age-related-cognitive-decline/

[20] Heidi, T. M. Lai; de Oliveira Otto, Marcia C.; Lemaitre, Rozenn; N.; McKnight, Barbara; Song, Xiaoling; et al. Serial circulating omega 3 polyunsaturated fatty acids and healthy ageing among older adults in the Cardiovascular Health Study: prospective cohort study. BMJ 2018; 363 doi: https://doi.org/10.1136/bmj.k4067

[21] Igarashi M.; Santos R.A.; Cohen-Cory S. Impact of maternal n-3 polyunsaturated fatty acid deficiency on dendritic arbor morphology and connectivity of developing Xenopus laevis central neurons in vivo. Journal of Neuroscience April 15, 2015; 35 (15): 6079-92
McCann, J.C.; Ames, B.N. Is docosahexaenoic acid, an n-3 long-chain polyunsaturated fatty acid, required for development of normal brain function? An overview of evidence from cognitive and behavioral tests in humans and animals. American Journal of Clinical Nutrition 2005 Aug;82(2):281-95.

[22] Coppock, Kristen (editor). Better Brain Function Associated with Higher Omega-3 Index in Young Children. October 10, 2018 https://www.pharmacytimes.com/resource-centers/omega-3/better-brain-function-associated-with-higher-omega3-index-in-young-children

[23] Belayev, Ludmila; Khoutorova, Larissa; Atkins, Kristal D.; Eady, Tiffany N.; Hong, Song. Docosahexaenoic acid therapy of experimental ischemic stroke. Translational Stroke Research March 2011, Vol. 2, Issue 1, pp. 33–41.

[24] Ibid

[25] Belayev, Ludmila; Mukherjee, Pranab K.; Balaszczuk, Veronica; Calandria, Jorgelina M. Obenaus, Andre et al. Neuroprotectin D1 upregulates Iduna expression and provides protection in cellular uncompensated oxidative stress and in experimental ischemic stroke. Cell Death and Differentiation. 2017 24, pp. 1091–1099

[26] American Academy of Neurology. "Eating fish may be tied to a reduced risk of MS: Study recommends just how much fish may be beneficial." ScienceDaily. ScienceDaily, 1 March 2018.
<www.sciencedaily.com/releases/2018/03/180301164827.htm>

[27] Lifespan. "Fish oil's impact on cognition and brain structure identified in new study." ScienceDaily. ScienceDaily, 17 August 2011.
<www.sciencedaily.com/releases/2011/08/110817120220.htm>

[28] Narendran, Rajesh; Frankle, William G.; Mason, Neale S.; Muldoon, Matthew F.; Moghaddam, Bita. Improved working memory but no effect on striatal vesicular monoamine transporter type 2 after Omega-3 polyunsaturated fatty acid supplementation. PLoS One October 3, 2012https://doi.org/10.1371/journal.pone.0046832

[29] Pottala, James V.; Yaffe, Kristine; Robinson, Jennifer G.; Espeland, Mark A.; Wallace, Robert; Harris, William S. Higher RBC EPA + DHA corresponds with larger total brain and hippocampal volumes: WHIMS-MRI Study. Abstract. Neurology 2014 Feb 4;82(5):435-42. doi: 10.1212/WNL.0000000000000080

[30] University of Pennsylvania School of Medicine. Alzheimer's disease risk impacted by the liver, diet. 24-Jul-2018
https://www.eurekalert.org/pub_releases/2018-07/uops-adr072318.php

[31] Yon, Marianne A.; Mauger, Suzanna L.; Pickavance, Lucy C. Relationships between dietary macronutrients and adult neurogenesis in the regulation of energy metabolism British Journal of Nutrition, Vol. 109, Issue 9 14 May 2013, pp. 1573-1589

[32] Lankinen, Maria; Kolehmainen, Marjukka; Jaaskelainen,Tiina; Paananen, Jussi; Joukamo, Laura. Effects of whole grain, fish and bilberries on serum metabolic profile and lipid transfer protein activities: A randomized trial (Sysdimet). PLoS One February 28, 2014https://doi.org/10.1371/journal.pone.0090352

[33] Werner, Tony; Kumar, Ranjeet; Horvath, Istvan; Scheers, Nathalie; Wittung-Stafshede, Pernilla. Abundant fish protein inhibits alpha-synuclein amyloid formation. Scientific Reports Vol. 8, Article number: 5465 (2018) doi:10.1038/s41598-018-23850-0

[34] Guasch-Ferré, Marta; Bulló, Mónica; Martínez-González, Miguel Ángel; Ros, Emilio; Corella, Dolores et al. Frequency of nut consumption and mortality risk in the PREDIMED nutrition intervention trial. BMC Medicine 2013 11:164 https://doi.org/10.1186/1741-7015-11-164
[35] Pan, An; Sun, Qi; Manson, JoAnn E.; Willett, Walter C.; Hu, Frank B. Walnut consumption is associated with lower risk of type 2 diabetes in women. Journal of Nutrition 2013 Apr; 143(4): 512–518 doi: 10.3945/jn.112.172171
[36] Willis, Lauren M.; Shukitt-Hale, Barbara; Joseph, James A. Modulation of cognition and behavior in aged animals: role for antioxidant- and essential fatty acid–rich plant foods. The American Journal of Clinical Nutrition, Vol. 89, Issue 5, 1 May 2009, pp 1602S–1606S, https://doi.org/10.3945/ajcn.2009.26736J
[37] Poulose, Shibu M.; Miller, Marshall G.; Shukitt-Hale, Barbara. Role of walnuts in maintaining brain health with age. The Journal of Nutrition Vol. 144, Issue 4, 1 April 2014, pp. 561S–566S,
[38] Ibid
[39] IOS Press BV. "Fight against Alzheimer's disease: New research on walnuts." ScienceDaily. ScienceDaily, 21 October 2014. <www.sciencedaily.com/releases/2014/10/141021125744.htm>
[40] Loma Linda University Adventist Health Sciences Center. "Consuming nuts strengthens brainwave function: Researchers find that nuts benefit the brain by enhancing cognition, memory, recall and rest." ScienceDaily. ScienceDaily, 15 November 2017. <www.sciencedaily.com/releases/2017/11/171115091809.htm
[41] La Fata, Giorgio; Weber, Peter; Mohajeri, M. Hasan. Effects of Vitamin E on Cognitive Performance during Ageing and in Alzheimer's Disease. Nutrients. 2014 Dec; 6(12): 5453–5472
[42] Medeiros-Linard, Cybelle Facanha Barreto; Andrade-da-Costa, Belmira Lara da Silveira; Augusto, Ricielle Lopes; Sereniki, Adriana; Sales Trevisan, Maria Teresa; et al. Anacardic acids from cashew nuts prevent behavioral changes and oxidative stress induced by rotenone in a rat model of Parkinson's disease. Neurotoxicity Research August 2018, Vol. 34, Issue 2, pp 250–262
[43] Freisling, Heinz; Noh, Hwayoung; Slimani, Nadia; Chajès, Véronique; May, Anne M. et al. Nut intake and 5-year changes in body weight and obesity risk in adults: results from the EPIC-PANACEA study. European Journal of Nutrition 2017; DOI: 10.1007/s00394-017-1513-0
[44] Small, Gary W.; Siddarth, Prabha; Li, Zhaoping; Miller, Karen J. Ercoli, Linda et al. Memory and brain amyloid and tau effects of a bioavailable form of curcuminin in non-demented adults: A doublé blind,placebo-controlled 18-month trial. The American Journal of Geriatric Psychiatry Vol. 26, Issue 3, March 2018, pp. 266-277

[45] Whiteman, Honor. Turmeric compound could boost memory and mood. Medical News Today 25 January 2018. https://www.medicalnewstoday.com/articles/320732.php

[46] Hucklenbroich, Joerg ; Klein, Rebecca; Neumaier, Bernd; Graf, Rudolf; Fink, Gereon Rudolf et al. Aromatic-turmerone induces neural stem cell proliferation in vitro and in vivo. Stem Cell Research & Therapy, 2014; 5 (4): 100 DOI: 10.1186/scrt500

[47] Curcumin boosts DHA in the brain: Implications for the prevention of anxiety disorders. Biochimica et Biophysica Acta (BBA) - Molecular Basis of Disease Vol. 1852, Issue 5, May 2015, pp. 951-961

[48] Travaglia A.; La Mendola D. Zinc interactions with brain-derived neurotrophic factor and related peptide fragments. Abstract. Vol. 104, 2017, Pages 29-56

[49] Bathina, Siresha; Das, Undurti N. Brain-derived neurotrophic factor and its clinical implications. Archives of Medical Science. 2015 Dec 10; 11(6): 1164–1178

[50] Fanaei H.; Khayat S.; Kasaeian A.; Javadimehr M. Effect of curcumin on serum brain-derived neurotrophic factor levels in women with premenstrual syndrome: A randomized, double-blind, placebo-controlled trial. Neuropeptides. 2016 Apr;56:25-31. doi: 10.1016/j.npep.2015.11.003.

[51] Lopresti A.L.; Drummond P.D. Efficacy of curcumin, and a saffron/curcumin combination for the treatment of major depression: A randomised, double-blind, placebo-controlled study. Abstract. Journal of Affective Disorders 2017 Jan 1;207:188-196

[52] Al-Karawi D.; Al Mamoori D.A.; Tayyar Y. The role of curcumin administration in patients with major depressive disorder: Mini meta-analysis of clinical trials. Abstract. Phytotherapy Research 2016 Feb;30(2):175-83. doi: 10.1002/ptr.5524

[53] Sanmukhani J.; Satodia V.; Trivedi J.; Patel T.; Tiwari D. et al. Efficacy and safety of curcumin in major depressive disorder: a randomized controlled trial. Abstract. Phytotherapy Research 2014 Apr;28(4):579-85. doi: 10.1002/ptr.5025

[54] Khalaj, Leila; Chavoshi Nejad, Sara; Mohammadi, Marzieh; Zadeh, Sadaf Sarraf; Hossein Pour, Marieh et al. Assessing competence of broccoli consumption on inflammatory and antioxidant pathways in restraint-induced models: Estimation in rat hippocampus and prefrontal cortex. BioMed Research International 2013; 2013:590379. doi: 10.1155/2013/590379
Madrigal, Jose L.M.; Olivenza, Raquel; Moro, Maria A.; Lizasoain, Ignacio; Lorenzo, Pedro et al. Op. cit.

[55] Jeffery, Elizabeth H.; Araya, Marcela. Physiological effects of broccoli consumption. Phytochemistry Reviews January 2009, Vol. 8, Issue 1, pp. 283–298

[56] Tsai, Jo-Ting; Liu, Hui-Ching; Che, Yue-Hwa. Suppression of inflammatory mediators by cruciferous vegetable-derived indole-3-carbinol and phenylethyl

isothiocyanate in lipopolysaccharide-activated macropha ges. Mediators of Inflammation 2010; 2010: 293642 doi: [10.1155/2010/293642]

[57] Mirmiran, Parvin; Bahadoran, Zahra; Hosseinpanah, Farhad; Keyzad, Amitis ; Azizi, Fereido. Effects of broccoli sprout with high sulforaphane concentration on inflammatory markers in type 2 diabetic patients: A randomized double-blind placebo-controlled clinical trial. Abstract. Journal of Functional Foods Vol. 4, Issue 4, October 2012, pp. 837-841 https://doi.org/10.1016/j.jff.2012.05.012

[58] University of Rochester Medical Center. Could Cabbage and Broccoli Help in the Fight Against Alzheimer's? April 28, 2014 https://www.urmc.rochester.edu/research/blog/april-2014/could-cabbage-and-broccoli-help-in-the-fight-again.aspx

[59] University of Gothenburg. "New antidiabetic substance: Antioxidant in broccoli." ScienceDaily. ScienceDaily, 16 June 2017. <www.sciencedaily.com/releases/2017/06/170616083130.htm>

[60] American Academy of Neurology. Will a salad a day keep memory problems away? 20 December, 2017 https://www.aan.com/PressRoom/Home/PressRelease/1590

[61] Nordqvist, Joseph. Green tea Or coffee may reduce stroke risk. Medical News Today 9 June 2013

[62] Harvard Heart Letter. Flavonoids: The secret to health benefits of drinking black and green tea? May 21, 2018

[63] Schmidt, André; Hammann, Felix; Wolnerhanssen, Bettina; Meyer-Gerspach, Anne Christin Drewe Jurgen et al. Green tea extract enhances parieto-frontal connectivity during working memory processing. Psychopharmacology October 2014, Vol. 231, Issue 19, pp. 3879–3888

[64] Mi, Yashi; Qi, Guoyuan; Fan, Rong; Qiao, Qinglian; Sun, Yali et al. EGCG ameliorates high-fat and high-fructose–induced cognitive defects by regulating the IRS/AKT and ERK/CREB/BDNF signaling pathways in the CNS. Abstract. The FASEB Journal 24 Jul 2017https://doi.org/10.1096/fj.201700400RR

[65] Whiteman, Honor. How a green tea compound could prevent Alzheimer's. Medical News Today 13 october 2017. https://www.medicalnewstoday.com/articles/319748.php

[66] McMaster University. How Green Tea Extract Could Help Protect Against Alzheimer's. Neuroscience News October 11, 2017. http://neurosciencenews.com/green-tea-extract-alzheimers-7724/

[67] Elsevier. "Green Tea May Protect Brain Cells Against Parkinson's Disease." ScienceDaily. ScienceDaily, 14 December 2007. <www.sciencedaily.com/releases/2007/12/071213101406.htm>

[68] Huang, Wen-Ying; Lin, Yu-Ru; Ho, Ruei-Fen; Liu, Ho-Yen Liu, Yung-Sheng, Lin. Effects of water solutions on extracting green tea leaves. Scientific World Journal Volume 2013, Article ID 368350 doi: 10.1155/2013/368350

[69] Purdue University Citrus juice, vitamin C give staying power to green tea antioxidants. November 13 2007. https://news.uns.purdue.edu/x/2007b/071113FerruzziTea.html

[70] Mead, M. Nathaniel. Diet and Nutrition: Temperance in Green Tea. Environmental Health Perspectives 2007 Sep; 115(9): A445. doi: [10.1289/ehp.115-a445a]

[71] Kesava Asam, Agnieszka Staniszewski, Hong Zhang, Scott L. Melideo, Adolfo Mazzeo; et al. Eicosanoyl-5-hydroxytryptamide (EHT) prevents Alzheimer's disease-related cognitive and electrophysiological impairments in mice exposed to elevated concentrations of oligomeric beta-amyloid. PLoS One. 2017; 12(12): e0189413. Published online 2017 Dec 18. doi: 10.1371/journal.pone.0189413

[72] Arendash G. W, Cao C. Caffeine and coffee as therapeutics against Alzheimer's disease. Journal of Alzheimer's Disease 20 (2010) S117–S126 DOI 10.3233/JAD-2010-091249

[73] Bhupathiraju, Shilpa N.; Pan, An; Manson, JoAnn E.; Willett, Walter C.; Dam, Rob M. van; Hu, Frank B. Changes in coffee intake and subsequent risk of type 2 diabetes: three large cohorts of US men and women. Diabetologia (2014) 57: 1346. https://doi.org/10.1007/s00125-014-3235-7

[74] Mancini, Ross S.; Wang, Yanfei; Weaver, Donald F. Phenylindanes in brewed coffee inhibit amyloid-beta and tau aggregation. Frontiers in Neuroscience 12 October 2018 https://doi.org/10.3389/fnins.2018.00735

[75] Yan, Run; Zhang, Jie; Park, Hye-Jin; Park, Eun S.; Oh, Stephanie; et al. Synergistic neuroprotection by coffee components eicosanoyl-5-hydroxytryptamide and caffeine in models of Parkinson's disease and DLB. Proceedings of the National Academy of Sciences, 2018; 201813365 DOI: 10.1073/pnas.1813365115

[76] Wenk, Gary L. Why cinnamon is good for your aging brain. Jun 04, 2013 https://www.psychologytoday.com/us/blog/your-brain-food/201306/why-cinnamon-is-good-your-aging-brain

[77] Rush University Medical Center. "Cinnamon may be used to halt progression of Parkinson's disease, study suggests." ScienceDaily. ScienceDaily, 9 July 2014. <www.sciencedaily.com/releases/2014/07/140709095257.htm>

[78] Modi, Khushbu K.; Rangasamy, Suresh B.; Dasarathi, Sridevi; Roy, Avik; Pahan, Kalipada. Cinnamon converts poor learning mice to good learners: Implications for memory improvement. Journal of NeuroImmune Pharmacology 2016 Dec; 11(4): 693–707 doi: 10.1007/s11481-016-9693-6

[79]ACS News Service. Study on coumarin in cinnamon and cinnamon-based products. May 08, 2013 https://www.acs.org/content/acs/en/pressroom/presspacs/2013/acs-presspac-may-8-2013/study-on-coumarin-in-cinnamon-and-cinnamon-based-products.html

[80] Federation of American Societies for Experimental Biology (FASEB). "Avocado oil: The 'olive oil of the Americas'?." ScienceDaily. ScienceDaily, 22 April 2012. <www.sciencedaily.com/releases/2012/04/120422162217.htm>

[81] Basu, Arpita; Devaraj, Sridevi; Jialal, Ishwarlal. Dietary factors that promote or retard inflammation. Arteriosclerosis, Thrombosis, and Vascular Biology. 2006;26:995-1001

[82] Scott, Tammy M.; Rasmussen, Helen M.; Chen, Oliver; Johnson, Elizabeth J. Avocado consumption increases macular pigment density in older adults: A randomized, controlled trial. Nutrients 2016, 9(9), 919; doi:10.3390/nu9090919

[83] Lopez-Jimenez, Francisco. Eggs: Are they good or bad for my cholesterol? Mayo Clinic. https://www.mayoclinic.org/diseases-conditions/high-blood-cholesterol/expert-answers/cholesterol/faq-20058468

[84] Qin, Chenxi; Lv, Jun; Guo, Yu; Bian, Zheng; Si, Jiahui, et al. Associations of egg consumption with cardiovascular disease in a cohort study of 0.5 million Chinese adults. Heart, 2018 DOI: 10.1136/heartjnl-2017-312651

[85] Sauvaget, Catherine; Nagano, Jun; Allen, Naomi; Grant, Eric J.; Beral, Valerie. Intake of animal products and stroke mortality in the Hiroshima/Nagasaki Life Span Study. International Journal of Epidemiology, Vol. 32, Issue 4, 1 August 2003, pp. 536–543

[86] Ibid

[87] Virtanen, Jyrki K.; Mursu, Jaakko; Tuomainen, Tomi-Pekka; Virtanen, Heli E. K.; Voutilainen, Sari. Egg consumption and risk of incident type 2 diabetes in men: the Kuopio Ischaemic Heart Disease Risk Factor Study. he American Journal of Clinical Nutrition, Vol. 101, Issue 5, 1 May 2015, pp. 1088–1096, https://doi.org/10.3945/ajcn.114.104109

[88] University of Eastern Finland. "Egg metabolites in blood related to lower risk of type 2 diabetes." ScienceDaily. ScienceDaily, 3 January 2019. www.sciencedaily.com/releases/2019/01/190103110741.htm

[89] Matt, Stephanie M.; Allen, Jacob M.; Lawson, Marcus A.; Mailing, Lucy J. Woods, Jeffrey A.; Johnson, Rodney W. Butyrate and dietary soluble fiber improve neuroinflammation associated with aging in mice. Frontiers in Immunology 14 August 2018 | https://doi.org/10.3389/fimmu.2018.01832

[90] Mock, Thomas; Chaudhari, Kiran; Sidhu, Akram; Sumien, Nathalie. The influence of vitamins E and C and exercise on brain aging. Experimental Gerontology Vol. 94, August 2017, pp. 69-72

[91] BBC News. Vitamins 'cut Alzheimer's effect'. 20 January, 2004 http://news.bbc.co.uk/2/hi/health/3409221.stm

[92] Oregon State University. "Millions of people with metabolic syndrome may need more vitamin E." ScienceDaily. ScienceDaily, 17 January 2017. <www.sciencedaily.com/releases/2017/01/170117135707.htm>

[93] Traber, Maret G.; Mah, Eunice; Leonard, Scott W.; Bobe, Gerd; Bruno, Richard S. Metabolic syndrome increases dietary α-tocopherol requirements as

assessed using urinary and plasma vitamin E catabolites: a double-blind, crossover clinical trial. The American Journal of Clinical Nutrition, Vol. 105, Issue 3, 1 March 2017, pp. 571–579, https://doi.org/10.3945/ajcn.116.138495

[94] Traber, Maret G.; Buettner, Garry R.; Bruno, Richard S. The Relationship Between Vitamin C Status, the GUT-Liver Axis, and Metabolic Syndrome. Redox Biology, 2018; 101091 DOI: 10.1016/j.redox.2018.101091

[95] Palacios, Cristina; Gonzalez, Lilliana. Is vitamin D deficiency a major global public health problem? Abstract. The Journal of Steroid Biochemistry and Molecular Biology Vol. 144, Part A, October 2014, pp. 138-145

[96] Forrest K.Y; Stuhldreher W.L. Prevalence and correlates of vitamin D deficiency in US adults. Abstract. Nutrition Research 2011 Jan;31(1):48-54. doi: 10.1016/j.nutres.2010.12.001

[97] Harms, Lauren R.; Burne, Thomas H.J.; Eyles, Darryl W.; McGrath, John J. Vitamin D and the brain. Clinical Endocrinology & Metabolism August 2011 Vol. 25, Issue 4, pp. 657–669 DOI: https://doi.org/10.1016/j.beem.2011.05.009

[98] Miller, Joshua W.; Harvey, Danielle J.; Beckett, Laurel A.; Green, Ralph; Tomaszewski, Sarah. Vitamin D status and rates of cognitive decline in a multiethnic cohort of older adults. JAMA Neurology 2015 Nov; 72(11): 1295–1303. doi: 10.1001/jamaneurol.2015.2115

[99] Anglin R.E.; Samaan Z.; Walter S.D.; McDonald S.D. Vitamin D deficiency and depression in adults: systematic review and meta-analysis. British Journal of Psychiatry 2013 Feb; 202:100-7. doi: 10.1192/bjp.bp.111.106666

[100] Uwitonze, Anne Marie; Razzaque, Mohammed S. Role of magnesium in vitamin D activation and function. The Journal of the American Osteopathic Association, 2018; 118 (3): 181 DOI: 10.7556/jaoa.2018.037

[101] Hewings-Martin, Yella. Does magnesium hold the key to vitamin D benefits? 30 December 2018 https://www.medicalnewstoday.com/articles/324022.php

[102] Jackson, Kay. Mediterranean diet may buy time for aging brain. MedPageToday. October 22, 2015 https://www.medpagetoday.com/neurology/generalneurology/54231

[103] Ibid

[104] National Heart, Lung and Blood Institute. DASH Eating plan. https://www.nhlbi.nih.gov/health-topics/dash-eating-plan

[105] Alzheimer's Association. "'Heart Healthy' Diet And Ongoing, Moderate Physical Activity May Protect Against Cognitive Decline." ScienceDaily. ScienceDaily, 20 July 2009. <www.sciencedaily.com/releases/2009/07/090714103519.htm>

[106] Anderson, Pauline. DASH Diet linked to lower risk for depression. Medscape February 28, 2018 https://www.medscape.com/viewarticle/893222

[107] National Institute on Aging. DASH eating plan. https://www.nia.nih.gov/es/node/20410

[108] Medline Plus: Qué es la dieta DASH
https://medlineplus.gov/spanish/ency/patientinstructions/000784.htm
[109] Medline Plus: Dieta DASH para reducir la hipertensión arterial.
https://medlineplus.gov/spanish/ency/patientinstructions/000770.htm
[110] Mayo Clinic. Menús de muestra para la dieta DASH
https://www.mayoclinic.org/es-es/healthy-lifestyle/nutrition-and-healthy-eating/in-depth/dash-diet/art-20047110
[111] Martha Clare Morris, S.D.,1 Christy C. Tangney, Ph.D.,2 Yamin Wang, Ph.D.,1 Frank M. Sacks, M.D.,5 Lisa L Barnes et al. MIND diet slows cognitive decline with aging. Alzheimer's & Dementia 2015 Sep; 11(9): 1015–1022
[112] Whiteman, Honor. New 'MIND' diet linked to reduced risk of Alzheimer's. Medical News Today 18 March 2015
https://www.medicalnewstoday.com/articles/291073.php
[113] Alcohol use and burden for 195 countries and territories, 1990–2016: a systematic analysis for the Global Burden of Disease Study 2016. The Lancet August 23, 2018DOI:https://doi.org/10.1016/S0140-6736(18)31310-2
[114] Burton, Robyn; Sheron, Nick. No level of alcohol consumption improves health. The Lancet August 23, 2018DOI:https://doi.org/10.1016/S0140-6736(18)31571-X
[115] Washington University School of Medicine. Even light drinking increases risk of death. October 3, 2018 https://medicalxpress.com/news/2018-10-death.html
[116] Temple University Health System. "Extra-virgin olive oil preserves memory, protects brain against Alzheimer's." ScienceDaily. ScienceDaily, 21 June 2017. <www.sciencedaily.com/releases/2017/06/170621103123.htm>
[117] Mandal, Ananya. Canola oil linked to worsening of Alzheimer's. December 11, 2017 https://www.news-medical.net/news/20171211/Canola-oil-linked-to-worsening-of-Alzheimere28099s.aspx
[118] Décarie-Spain, Léa; Sharma, Sandeep ; Hryhorczuk, Cécile; Issa-Garcia, Victor ; Barker, Philip A. Nucleus accumbens inflammation mediates anxiodepressive behavior and compulsive sucrose seeking elicited by saturated dietary fat. Molecular Metabolism Vol. 10, April 2018, pp. 1-13
[119] Garduno Diaz Sara. The effects of cooking on nutrition. University of Leeds 2011
[120] Institute of Food Technologists (IFT). "Antioxidant Levels In Cooked Vegetables Vary With Cooking Method Healthier To Griddle-Cook Or Microwave." ScienceDaily. ScienceDaily, 20 April 2009. <www.sciencedaily.com/releases/2009/04/090415163730.htm>
[121] Edwards, Scott. Sugar and the Brain. On The Brain. The Harvard Mahoney Neuroscience Institute Letter. Spring 2016
http://neuro.hms.harvard.edu/harvard-mahoney-neuroscience-institute/brain-newsletter/and-brain-series/sugar-and-brain

122 Brown, Jessica. Is sugar really bad for you?
http://www.bbc.com/future/story/20180918-is-sugar-really-bad-for-you
123 Pase, Matthew P.; Himali, Jayandra J.; Jacques, Paul F.; DeCarli, Charles ;
Satizabal, Claudia L. et al. Sugary beverage intake and preclinical Alzheimer's
disease in the community. Abstract. Alzheimer's & Dementia September 2017
Volume 13, Issue 9, Pages 955–964 DOI:
https://doi.org/10.1016/j.jalz.2017.01.024
124 Han, Da Hee. Sugary Drinks, Other Added Sugars May Up Risk for Alzheimer
Disease. July 25, 2018 Neurology Advisor
https://www.neurologyadvisor.com/aaic-2018/alzheimer-disease-risk-
increased-with-sugary-beverage-consumption/article/782877/
125 Kassaar, Omar; Pereira Morais, Marta; Xu, Suying; Adam, Emily L.;
Chamberlain, Rosemary C.; et al. Macrophage Migration Inhibitory Factor is
subjected to glucose modification and oxidation in Alzheimer's Disease.
Scientific Reports Vol. 7, Article number: 42874 (2017) DOI:10.1038/srep42874
126 Williams, Alexander. Sugar and Alzheimer's disease. 31 January 2018
https://www.diabetes.co.uk/in-depth/link-between-sugar-and-alzheimers/
127 Knüppel, Anika; Shipley, Martin J.; Llewellyn, Clare H. Brunner, Eric J. Sugar
intake from sweet food and beverages, common mental disorder and
depression: prospective findings from the Whitehall II study. Scientific Reports
Vol. 7, Article number: 6287 27 July 2017 doi:10.1038/s41598-017-05649-7
128 Cohen, Juliana F.W.; Rifas-Shiman, Sheryl L.; Young, Jessica; Oken, Emily.
Associations of Prenatal and Child Sugar Intake With Child Cognition. American
Journal of Preventive Medicine June 2018 Vol. 54, Issue 6, pp. 727–735
https://www.ajpmonline.org/article/S0749-3797(18)31606-4/fulltext
129 Edwards, Scott. Op cit.
130 Georgia State University. "Dietary fiber protects against obesity and
metabolic syndrome, study finds." ScienceDaily. ScienceDaily, 22 January 2018.
<www.sciencedaily.com/releases/2018/01/180122184723.htm>
131 McMaster University. "Trans fats, but not saturated fats like butter, linked to
greater risk of early death and heart disease." ScienceDaily. ScienceDaily, 11
August 2015. <www.sciencedaily.com/releases/2015/08/150811215545.htm>
132American Heart Association. "Trans fat consumption linked to diminished
memory in working-aged adults." ScienceDaily. ScienceDaily, 18 November
2014. <www.sciencedaily.com/releases/2014/11/141118105406.htm>

Capítulo 4
1 Kirk-Sanchez, Neva J; McGough, Ellen L. op cit. Cotman C.W, Berchtold N.C,
Christie L.A. Exercise builds brain health: key roles of growth factor cascades
and inflammation. Trends in neurosciences. Abstract. 2007 Sep;30(9):464-72
2 Dougherty, Ryan J.; Schultz, Stephanie A.; Kirby, Taylor K.; Boots, Elizabeth A.;
Oh, Jennifer M. et al. Moderate physical activity is associated with cerebral

glucose metabolism in adults at risk for Alzheimer's disease. Journal of Alzheimer's Disease 2017 vol. 58, no. 4, pp. 1089-1097

[3] Ma, Chun-Lian; Ma, Xiao-Tang; Wang, Jin-Ju; Liu, Hua; Chen, Yan-Fang; Yang, Yi. Physical exercise induces hippocampal neurogenesis and prevents cognitive decline. Behavioural Brain Research 2017 Jan 15;317:332-339. doi: 10.1016/j.bbr.2016.09.067

[4] Citado en Gomes-Osman, Joyce. What kinds of exercise are good for brain health? Harvard Health Blog, May 2, 2018. https://www.health.harvard.edu/blog/what-kinds-of-exercise-are-good-for-brain-health-2018050213762

[5] Hamer M., Chida Y. Physical activity and risk of neurodegenerative disease: a systematic review of prospective evidence. Abstract. Psychological Medicine. 2009 Jan;39(1):3-11. doi: 10.1017/S0033291708003681

[6] Müller, Stephan; Preische, Oliver; Sohrabi, Hamid R.; Graber, Susanne; Jucker, Mathias; et al. Relationship between physical activity, cognition, and Alzheimer pathology in autosomal dominant Alzheimer's disease. Alzheimer's & Dementia, 2018; DOI: 10.1016/j.jalz.2018.06.3059

[7] Northwestern University "High Intensity Exercise Delays Parkinson's Progression." NeuroscienceNews. NeuroscienceNews, 11 December 2017. <http://neurosciencenews.com/high-intenstiy-exercise-parkinsons-8159/>

[8] Willey, Joshua Z.; Gardener, Hannah; Caunca, Michelle R.; Moon, Yeseon Park; Dong, Chuanhui et al. Leisure-time physical activity associates with cognitive decline: The Northern Manhattan Study. Neurology. 2016 May 17; 86(20): 1897–1903. doi: 10.1212/WNL.0000000000002582

[9] Zhu, Wenfei; Wadley, Virginia G.; Howard, Virginia J.; Hutto, Brent; Blair, Steven N.; Hooker, Steven P. Objectively measured physical activity and cognitive function in older adults. Medicine & Science in Sports & Exercise: January 2017 – Vol. 49 - Issue 1 - p 47–53 doi: 10.1249/MSS.0000000000001079

[10] Horder, Helena; Johansson, Lena; Guo, XinXin; Grimby, Gunnar; Kern, Silke; et al. Midlife cardiovascular fitness and dementia: A 44-year longitudinal population study in women. Neurology. 2018 Apr 10; 90(15): e1298–e1305. doi: 10.1212/WNL.0000000000005290

[11] Chaddock-Heyman, Laura; Erickson, Kirk I.; Holtrop, Joseph L.; Voss, Michelle W.; Pontifex, Matthew B. et al. Aerobic fitness is associated with greater white matter integrity in children. Frontiers in Human Neurosciences, 19 August 2014 doi: 10.3389/fnhum.2014.00584

[12] Gomes-Osman, Joyce; Cabral, Danylo F.; Morris, Timothy P.; McInerney, Katalina; Cahalin, Lawrence P. et al. Exercise for cognitive brain health in aging: A systematic review for an evaluation of dose. Abstract. Neurology: Clinical Practice May 30, 2018, DOI: https://doi.org/10.1212/CPJ.0000000000000460

[13] Sandoiu, Ana. How much should seniors exercise to improve brain function? Medical News Today May 31, 2018
https://www.medicalnewstoday.com/articles/321981.php

[14] Trigiani, L. J.; Lacalle-Aurioles, M.; Bourourou, M. Li, L.; Greenhalgh, A. D.; et al. Benefits of exercise on cognition and white matter pathology in a mouse model of vascular cognitive impairment and dementia. Abstract 467.15 2018 Neuroscience Meeting Planner. San Diego, CA: Society for Neuroscience, 2018. Online

[15] Bergland, Christopher. Aerobic Exercise May Be Key to Better Neurocognition. December 20, 2018
https://www.psychologytoday.com/intl/blog/the-athletes-way/201812/aerobic-exercise-may-be-key-better-neurocognition

[16] Blumenthal, James A.; Smith, Patrick J.; Mabe, Stephanie; Hinderliter, Alan; Lin, Pao-Hwa; et al. Lifestyle and neurocognition in older adults with cognitive impairments: A randomized trial. Neurology December 19, 2018, DOI: https://doi.org/10.1212/WNL.0000000000006784

[17] Munukka, Eveliina; Ahtiainen, Juha P.; Puigbó, Pere; Jalkanen, Sirpa; Pahkala, Katja; et al. Six-Week endurance exercise alters gut metagenome that is not reflected in systemic metabolism in over-weight women. Frontiers in Microbiology 03 October 2018 | https://doi.org/10.3389/fmicb.2018.02323

[18] Sandoiu, Ana. Just 20 minutes of exercise enough to reduce inflammation, study finds. 16 January 2017
https://www.medicalnewstoday.com/articles/315255.php

[19] Mayer, Emeran A.; Knight, Rob; Mazmanian, Sarkis K.; Cryan, John F.; Tillisch, Kirsten. Gut microbes and the brain: Paradigm shift in neuroscience. Journal of Neuroscience 2014 Nov 12; 34(46): 15490–15496 doi: 10.1523/JNEUROSCI.3299-14.2014

[20] Dougherty, Ryan J.; Schultz, Stephanie A.; Kirby, Taylor K.; Boots, Elizabeth A.; Oh, Jennifer M. et al. Op. cit.

[21] Stamatakis, Emmanuel; Kelly, Paul; Strain, Tessa; Murtagh, Elaine M.; Ding Ding, Murphy, Marie H. Self-rated walking pace and all-cause, cardiovascular disease and cancer mortality: individual participant pooled analysis of 50 225 walkers from 11 population British cohorts. British Journal of Sports Medicine 2018; 52:761-768

[22] Tudor-Locke, Catrine; Han, Ho; Aguiar, Elroy J.; Barreira, Tiago V.; Schuna, John M.; et al. How fast is fast enough? Walking cadence (steps/min) as a practical estimate of intensity in adults: a narrative review. British Journal of Sports Medicine 2018;52:776-788

[23] Tudor-Locke, Catrine; Craig, Cora L.; Brown, Wendy J.; Clemes, Stacy A.; De Cocker, Katrien; et al. How many steps/day are enough? for adults. International Journal of Behavioral Nutrition and Physical Activity 20118:79 https://doi.org/10.1186/1479-5868-8-79

[24] Firth, Joseph; Stubbs, Brendon; Vancampfort, Davy; Firth, Josh A. Large, Matthew et al. Grip strength is associated with cognitive performance in schizophrenia and the general population: A UK Biobank study of 476559 participants. Schizophrenia Bulletin, sby034, https://doi.org/10.1093/schbul/sby034

[25] Suo, C.; Singh, M.F.; Gates, N; Wen, W.; Sachdev, P. et al. Therapeutically relevant structural and functional mechanisms triggered by physical and cognitive exercise. Molecular Psychiatry. 2016 Nov; 21(11): 1633–1642

[26] Ver: Fiatarone Singh, Maria A.; Gates, Nicola; Saigal, Nidhi; Wilson Guy C.; Meiklejohn, Jacinda et al. The study of mental and resistance training (SMART) study resistance training and/or cognitive training in mild cognitive impairment: A randomized, double-blind,double-sham controlled trial. JAMDA xxx (2014) 1-8

Mavros, Yorgi; Gates, Nicola Wilson Guy C. Jain, Nidhi; Meiklejohn, Jacinda et al. Mediation of cognitive function improvements by strength gains after resistance training in older adults with mild cognitive impairment: Outcomes of the study of mental and resistance training. Abstract. Journal of the American Geriatrics Society 2017 Mar;65(3):550-559. doi: 10.1111/jgs.14542

[27] Adami, Raffaella; Pagano, Jessica; Colombo, Michela; Platonova, Natalia; Recchia, Deborah, et al. Reduction of movement in neurological diseases: effects on neural stem cells characteristics. Frontiers in Neuroscience, 23 May 2018 | https://doi.org/10.3389/fnins.2018.00336

[28] Ibañez, Javier; Izquierdo, Mikel; Argüelles, Iñaki; Forga, Luis; Larrión, José L. et al. Twice-Weekly progressive resistance training decreases abdominal fat and improves insulin sensitivity in older men with type 2 diabetes. Diabetes Care Vol 28 :662-667, 2005

[29] Liu, Yanghui; Lee, Duck-chul; Li, Yehua; Zhu, Weicheng; Zhang, Riquan; et al. Associations of resistance exercise with cardiovascular disease morbidity and mortality. Medicine & Science in Sports & Exercise. Abstract. , 2018; 1 DOI: 10.1249/MSS.0000000000001822

[30] American Physiological Society (APS). "When it comes to the good cholesterol, fitness trumps weight." ScienceDaily. ScienceDaily, 9 October 2013. <www.sciencedaily.com/releases/2013/10/131009125738.htm>

[31] Harvard Medical School. 101 tips for tip top health. N.d

Capítulo 5

[32] Surve, Sajid. What is Proprioception? June 9, 2009 http://brainblogger.com/2009/06/09/what-is-proprioception/

[33] Rogge, Ann-Kathrin; Roder, Brigitte; Zech, Astrid; Nagel, Volker; Hollander, Karsten; et al. Balance training improves memory and spatial cognition in healthy adults. Scientific Reports 7(1):572 · July 2017 DOI: 10.1038/s41598-017-06071-9

[34] Rogge, Ann-Kathrin; Roder, Brigitte; Zech, Astrid; Hotting, Kirsten. Exercise-induced neuroplasticity: Balance training increases cortical thickness in visual and vestibular cortical regions. NeuroImage Vol. 179 1 October 2018, pp 471-479 https://doi.org/10.1016/j.neuroimage.2018.06.065
[1] Sandoiu, Ana. Do brain-training games really work? August 1 2018. https://www.medicalnewstoday.com/articles/322648.php
[2] Smith, Bryon M.; Yao, Xinyue; Chen, Kelly S.; Kirby, Elizabeth D. A larger social network enhances novel object location memory and reduces hippocampal microgliosis in aged mice. Frontiers in Aging Neuroscience 31 May 2018 | https://doi.org/10.3389/fnagi.2018.00142
[3] Rabins, Peter. Is Social Engagement Good For Your Brain? February 26, 2016 Aging Insights by Dr. Peter Rabins http://welltower.com/blog/articles/is-social-engagement-good-for-your-brain/
[4] Carlson, Michelle C.; Erickson, Kirk I.; Kramer, Arthur F.; Voss, Michelle W.; Bolea, Natalie, et al. Evidence for neurocognitive plasticity in at-risk older adults: The Experience Corps Program. Journal of Gerontology 2009 Vol. 64, No. 12, pp. 1275–1282 doi:10.1093/gerona/glp117
[5] Remes, Olivia. Loneliness is contagious – and here's how to beat it. July 16, 2018 https://medicalxpress.com/news/2018-07-loneliness-contagious.html#nRlv
[6] Draganski, Bogdan; Gaser, Christian; Kempermann, Gerd; Kuhn, H. Georg; Winkler, Jürgen et al. Temporal and spatial dynamics of brain structure changes during extensive learning. Journal of Neuroscience 7 June 2006, 26 (23) 6314-6317; DOI: https://doi.org/10.1523/JNEUROSCI.4628-05.2006
[7] Harvard Medical School. 101 tips for tip top health. N.d
[8] Harvard Men's Health Watch. Train your brain. March, 2018 https://www.health.harvard.edu/mind-and-mood/train-your-brain
[9] EurekAlert. Speaking 2 languages benefits the aging brain. June 2 2014 https://www.eurekalert.org/pub_releases/2014-06/w-stl052914.php
[10] Baycrest Center for Geriatric Care. Learning Music or Speaking Another Language Leads to More Efficient Brain. NeuroscienceNews. NeuroscienceNews, 17 May 2018. <http://neurosciencenews.com/music-language-brain-9075/>
[11] Skibba, Ramin. How a second language can boost the brain. (Entrevista a Mark Antoniou) November 29, 2018 https://www.knowablemagazine.org/article/mind/2018/how-second-language-can-boost-brain
[12] Moore, Emma; Schaefer, Rebecca S.; Bastin, Mark E.; Roberts, Neil; Overy, Katie. Can Musical Training Influence Brain Connectivity? Evidence from Diffusion Tensor MRI. Brain Sciences 2014, 4(2), 405-427; doi:10.3390/brainsci4020405

[13] Jaschke, Artur C.; Honing, Henkjan Scherder, Erik J. A. Longitudinal Analysis of Music Education on Executive Functions in Primary School Children. Frontiers in Neuroscience 28 February 2018 | https://doi.org/10.3389/fnins.2018.00103

[14] Moreno, Sylvain; Bialystok, Ellen; Barac, Raluca; Schellenberg, E. Glenn Cepeda, Nicholas J.; Chau, Tom. Short-Term music training enhances verbal intelligence and executive function. Abstract. Psychological Science Vol. 22 issue: 11, pp. 1425-1433 https://doi.org/10.1177/0956797611416999

[15] USC Music Training Changes Children's Brain Structure and Boosts Decision Making Network. NeuroscienceNews. NeuroscienceNews, 14 November 2017. <http://neurosciencenews.com/kids-music-brain-structure-7941/>

[16] Ross, Bernhard; Barat, Masihullah; Fujioka, Takako. Sound-making actions lead to immediate plastic changes of neuromagnetic evoked responses and induced beta-band oscillations during perception. Journal of Neuroscience 14 June 2017, 37 (24) 5948-5959; DOI: https://doi.org/10.1523/JNEUROSCI.3613-16.2017

[17] Parbery-Clark, Alexandra; Strait, Dana L.; Anderson, Samira; Hittner, Emily; Kraus, Nina. Musical experience and the aging auditory system: Implications for cognitive abilities and hearing speech in noise. PLoS One May 11, 2011https://doi.org/10.1371/journal.pone.0018082

[18] Northwestern University. "Musical experience offsets some aging effects: Older musicians excel in memory and hearing speech in noise compared to non-musicians." ScienceDaily. ScienceDaily, 12 May 2011. <www.sciencedaily.com/releases/2011/05/110511170931.htm

[19] University of Texas at Arlington. Musicians show advantages in long-term memory, UT Arlington research says. November 18, 2014 https://www.uta.edu/news/releases/2014/11/music-memory.php

[20] Baycrest Center for Geriatric Care op cit

[21] Kraus, Nina; Chandrasekaran, Bharath. Music training for the development of auditory skills. Nature Reviews Neuroscience Vol. 11 August 2010 pp. 599-605

[22] Society for Neuroscience. "Musical training shapes brain anatomy, affects function." ScienceDaily. ScienceDaily, 12 November 2013. <www.sciencedaily.com/releases/2013/11/131112163216.htm>

[23] Klemm, William. Music training helps learning & memory. July 31 2010. https://www.psychologytoday.com/us/blog/memory-medic/201007/music-training-helps-learning-memory

[24] McIver, Marcy. Three reasons why multisensory learning is food for the brain. Orton Gillingham Online Academy. n.d. https://ortongillinghamonlinetutor.com/three-reasons-why-multisensory-learning-is-food-for-the-brain/

[25] Keadle, Sarah K.; Moore, Steven C.; Sampson, Joshua N.; Xiao, Qian; Albanes, Demetrius; Matthews, Charles E. Causes of Death associated with prolonged TV

191

viewing. American Journal of Preventive Medicine. December 2015 Vol. 49, Issue 6, pp. 811–821

[26] University of California - San Diego. "Older adults watch more TV than younger people, enjoy it less." ScienceDaily. ScienceDaily, 29 June 2010. <www.sciencedaily.com/releases/2010/06/100628203727.htm>

[27] Ibid

[28] Sandoiu, Ana. Prolonged sitting and TV watching 'dangerous' for seniors. 30 August 2017 https://www.medicalnewstoday.com/articles/319170.php

[29] Lojo-Seoane, Cristina; Facal, David; Juncos-Rabadán, Onésimo; Pereiro, Arturo X. El nivel de vocabulario como indicador de reserva cognitiva en la evaluación del deterioro cognitivo ligero. Anales de psicología vol.30 no.3 Murcia oct. 2014

[30] Gutman, Sharon A. Schindler, Victoria P. The neurological basis of occupation. Occupational Therapy International 2007;14(2):71-85

Capítulo 6

[1] McEwen, Bruce S.; Bowles, Nicole P.; Gray, Jason D.; Hill, Matthew N.; Hunter, Richard G. Mechanisms of stress in the brain. Nature Neuroscience 2015 Oct; 18(10): 1353–1363 doi: 10.1038/nn.4086

[2] Benson, Herbert. La relajacion: La terapia imprescindible para mejorar su salud. 1997 Grijalbo

[3] Robinson, Lawrence; Segal, Robert; Segal, Jeanne; Smith, Melinda. Relaxation techniques: Using the relaxation response to relieve stress. https://www.helpguide.org/articles/stress/relaxation-techniques-for-stress-relief.htm

[4] Stinson, Adrienne. What is box breathing? Medical News Today 1 June 2018 https://www.medicalnewstoday.com/articles/321805.php

[5] Greg, Kennedy; Hardman, Roy J.; Macpherson, Helena; Scholey, Andrew B.; Pipingas, Andrew. How does exercise reduce the rate of age-associated cognitive decline? A review of potential mechanisms. Journal of Alzheimer's Disease, vol. 55, no. 1, pp. 1-18, 2017

[6] University of British Columbia. Exercise reduces stress, improves cellular health in family caregivers. ScienceDaily. ScienceDaily, 3 October 2018. www.sciencedaily.com/releases/2018/10/181003090339.htm

[7] Mathur, Maya B.; Epel, Elissa; Kind, Shelley; Desai, Manisha; Parks, Christine G.; et al. Perceived stress and telomere length: A systematic review, meta-analysis, and methodologic considerations for advancing the field. Brain, Behavior, and Immunity Vol. 54, May 2016, pp. 158-169 https://doi.org/10.1016/j.bbi.2016.02.002

[8] Study: Learning Something New Could Help Reduce Stress. September 27, 2017 https://michiganross.umich.edu/rtia-articles/study-learning-something-new-could-help-reduce-stress

[9] Beheshti, Naz. Feeling Stressed? Learn Something New.
https://www.forbes.com/sites/nazbeheshti/2018/10/16/feeling-stressed-learn-something-new/#25396ae463ce

[10] Chrousos, George; Vgontzas, Alexandros N. Kritikou, Ilia. HPA axis and sleep. January 18, 2016 Endotext [Internet].
https://www.ncbi.nlm.nih.gov/books/NBK279071/

[11] Niu S.F.; Chung M.H.; Chen C.H.; Hegney D.; O'Brien A.; Chou K.R. The effect of shift rotation on employee cortisol profile, sleep quality, fatigue, and attention level: a systematic review. Journal of Nursing Research 2011 Mar;19(1):68-81. doi: 10.1097/JNR.0b013e31820c1879

[12] Kim, Claire E.; Shin, Sangah; Lee, Hwi-Won; Lim, Jiyeon ; Lee, Jong-koo, et al. BMC Public Health, 2018; 18 (1) DOI: 10.1186/s12889-018-5557-8

[13] Yu, Ji Hee; Yun, Chang-Ho; Ahn, Jae Hee; Suh, Sooyeon; Cho, Hyun Joo, et al. Evening chronotype is associated with metabolic disorders and body composition in middle-aged adults. The Journal of Clinical Endocrinology & Metabolism, Vol. 100, Issue 4, 1 April 2015, pp. 1494–1502, https://doi.org/10.1210/jc.2014-3754

[14] Chepesiuk, Ron. Missing the dark: Health effects of light pollution. Environmental Health Perspectives 2009 Jan; 117(1): A20–A27

[15] Ibid

[16] Figueiro M.G; Wood B.; Plitnick B.; Rea M.S. The impact of light from computer monitors on melatonin levels in college students. Neuro Endocrinology Letters 2011;32(2):158-63

[17] Wetter D.W.; Young T.B. The relation between cigarette smoking and sleep disturbance. Abstract. Preventive Medicine Vol. 23, Issue 3, May 1994, pp. 328-334 https://www.ncbi.nlm.nih.gov/pubmed/8078854

[18] University of Missouri-Columbia "A Single Binge Drinking Episode Affects Gene that Regulates Sleep." NeuroscienceNews. NeuroscienceNews, 19 June 2018. <http://neurosciencenews.com/binge-drinking-sleep-gene-9383/>

[19] Jessen, Nadia Aalling; Finmann Munk, Anne Sofie; Lundgaard, Iben; Nedergaard, Maiken. The Glymphatic System – A Beginner's Guide. Neurochemical Research 2015 Dec; 40(12): 2583–2599 doi: 10.1007/s11064-015-1581-6

[20] Lee, Hedok; Xie, Lulu ; Yu, Mei; Kang, Hongyi; Feng, Tian; et al. The effect of body posture on brain glymphatic transport. Journal of Neuroscience 5 August 2015, 35 (31) 11034-11044; DOI: https://doi.org/10.1523/JNEUROSCI.1625-15.2015

[21] Maria Konnikova Why Can't We Fall Asleep? July 7, 2015 New Yorker https://www.newyorker.com/science/maria-konnikova/why-cant-we-fall-asleep

[22] Gray, Shelly L.; Anderson, Melissa L.; Dublin, Sascha; Hanlon, Joseph T.; Hubbard, Rebecca; et al. Cumulative use of strong anticholinergics and incident

dementia: A prospective cohort study. JAMA Internal Medicine
2015;175(3):401-407. doi:10.1001/jamainternmed.2014.7663

[23] Lin, Hsiao-Han; Tsai, Pei-Shan; Fang, Su-Chen; Liu, Jen-Fang. Effect of kiwifruit
consumption on sleep quality in adults with sleep problems. Asia Pacific Journal
of Clinical Nutrition 2011;20 (2):169-174

[24] le Roux, F.H.; Bouic, P.J, Bester, M.M. The effect of Bach's magnificat on
emotions, immune, and endocrine parameters during physiotherapy treatment
of patients with infectious lung conditions. Journal of Music Therapy 2007
Summer;44(2):156-68

[25] Corliss, Julie. Music and heart health. Harvard Health Blog June 07, 2018
https://www.health.harvard.edu/blog/music-and-heart-health
2018060713962?utm_source=delivra&utm_medium=email&utm_campaign=B
F20180618-Cholesterol&utm_id=941506&dlv-ga-
memberid=55859305&mid=55859305&ml=941506

Capítulo 7

[1] Woollett, Katherine; Maguire, Eleanor A. Acquiring "the Knowledge" of
London's layout drives structural brain changes. Current Biology Vol. 21, Issue
24, pp. 2109–2114, 20 December 2011 DOI:
https://doi.org/10.1016/j.cub.2011.11.018

[2] Foerster, Milena; Thielens, Arno; Joseph, Wout; Eeftens, Marloes; Roosli,
Martin. A prospective cohort study of adolescents' memory performance and
individual brain dose of microwave radiation from wireless communication.
Environmental Health Perspectives 2018 DOI: 10.1289/EHP2427

[3] Swiss Tropical and Public Health Institute. "Mobile phone radiation may affect
memory performance in adolescents, study finds." ScienceDaily. ScienceDaily,
19 July 2018. <www.sciencedaily.com/releases/2018/07/180719121803.htm>

[4] Dresler, Martin; Shirer, William R.; Konrad, Boris N. Mnemonic Training
Reshapes Brain Networks to Support Superior Memory. 2017, Neuron 93,
1227–1235

[5] Inside the Science of Memory.
https://www.hopkinsmedicine.org/health/healthy_aging/healthy_mind/inside-
the-science-of-memory

[6] van Dongen, Eelco V.; Kersten, Ingrid H.P.; Wagner, Isabella C.; Morris,
Richard G.M.; Fernández, Guillén. Physical exercise performed four hours after
learning improves memory retention and increases hippocampal pattern
similarity during retrieval. Current Biology Vol. 26, Issue 13, pp. 1722–1727, 11
July 2016 DOI: 10.1016/j.cub.2016.04.071

[7] Cairney, Scott A.; Lindsay, Shane; Paller, Ken A.; Gaskel, M. Gareth. Sleep
preserves original and distorted memory traces. Cortex Vol. 99, February 2018,
pp. 39-44 https://doi.org/10.1016/j.cortex.2017.10.005

[8] Ro, Christine. Why sleep should be every student's priority. 20 august 2018 http://www.bbc.com/future/story/20180815-why-sleep-should-be-every-students-priority

[9] Robert Krikorian, Marcelle D Shidler, Tiffany A Nash, Wilhelmina Kalt, Melinda R Vinqvist-Tymchuk, Blueberry supplementation improves memory in older adults. Journal of Agricultural and Food Chemistry 2010 Apr 14; 58(7): 3996–4000 doi: [10.1021/jf9029332]

[10] Loma Linda University. New studies show dark chocolate consumption reduces stress and inflammation, while improving memory, immunity and mood. https://news.llu.edu/for-journalists/press-releases/new-studies-show-dark-chocolate-consumption-reduces-stress-and-inflammation-while-improving-memory-immunity-and-mood

[11] Yurko-Mauro K.; McCarthy D.; Rom D; Nelson E. B.; Ryan A. S.; et al. Beneficial effects of docosahexaenoic acid on cognition in age-related cognitive decline. Abstract. Alzheimer's & Dementia 2010 Nov;6(6):456-64. doi: 10.1016/j.jalz.2010.01.013

[12] Nilsson, Anne; Radeborg, Karl; Salo, Ilkka; Bjorck, Inger. Effects of supplementation with n-3 polyunsaturated fatty acids on cognitive performance and cardiometabolic risk markers in healthy 51 to 72 years old subjects: a randomized controlled cross-over study. Nutrition Journal 2012 11:99 https://doi.org/10.1186/1475-2891-11-99

[13] Zuckerman Institute"Reversing Memory Loss: Mouse Study." NeuroscienceNews. NeuroscienceNews, 23 October 2018. <http://neurosciencenews.com/memory-loss-reversal-10074/>

Capítulo 8

[1] World Health Organization 10 facts on dementia. April 2017 http://www.who.int/features/factfiles/dementia/en/

[2] Para un recuento de la historia del descubrimiento de la enfermedad de Alheimer ver: Hippius, Hanns. The discovery of Alzheimer's disease. Dialogues in Clinical Neuroscience. 2003 Mar; 5(1): 101–108 https://www.ncbi.nlm.nih.gov/pmc/articles/PMC3181715/

[3] Memory slips as soon as amyloid appears, two decades before dementia. 17 August 2018 https://www.alzforum.org/news/conference-coverage/memory-slips-soon-amyloid-appears-two-decades-dementia

[4] Bright Focus Foundation Amyloid plaques and neurofibrillary tangles. Updated December 21, 2017. https://www.brightfocus.org/alzheimers/infographic/amyloid-plaques-and-neurofibrillary-tangles

[5] National Institute on Aging. What happens to the brain in Alzheimer's Disease? Reviewed May 16, 2017. https://www.nia.nih.gov/health/what-happens-brain-alzheimers-disease

[6] Coelho, Dina S.; Schwartz, Silvia; Merino, Marisa M.; Hauert, Barbara; Topfel, Barbara; et al. Culling Less Fit Neurons Protects against Amyloid-beta-Induced Brain Damage and Cognitive and Motor Decline. Cell Reports December 26, 2018DOI:https://doi.org/10.1016/j.celrep.2018.11.098

[7] Drug Target Review. KCNB1 may be a root cause of Alzheimer's disease. 27 September 2018 https://www.drugtargetreview.com/news/35788/kcnb1-cause-alzheimers/

[8] Ibid

[9] Mayo Clinic. "Zombie cells found in brains of mice prior to cognitive loss." ScienceDaily. ScienceDaily, 19 September 2018. www.sciencedaily.com/releases/2018/09/180919133024.htm

[10] Alzheimer Association. Las 10 Señales. n.d https://www.alz.org/alzheimer-demencia/las-10-senales

[11] Demmitt, Audrey. How Alzheimer's disease affects vision and perception. 2018 http://www.visionaware.org/info/for-seniors/health-and-aging/vision-loss-and-the-challenges-of-aging/alzheimer%27s-disease/how-alzheimer%E2%80%99s-disease-affects-vision-and-perception/12345

[12] Paddock, Catharine. Alzheimer's: These psychiatric symptoms may be an early sign. 17 October 2018 https://www.medicalnewstoday.com/articles/323366.php

[13] Alemany, Silvia; Vilor-Tejedor, Natalia; García-Esteban, Raquel; Bustamante, Mariona; Dadvand, Payam; et al. Traffic-related air pollution, APOE ε4 status, and neurodevelopmental outcomes among school children enrolled in the BREATHE project (Catalonia, Spain). Environmental Health Perspectives 2018 Aug 2;126(8):087001. doi: 10.1289/EHP2246. eCollection 2018 Aug.

[14] Blue, Alexis. Researchers test autobiographical memory for early Alzheimer's detection. https://uanews.arizona.edu/story/researchers-test-autobiographical-memory-early-alzheimers-detection

[15] Tao, Qiushan; Alvin Ang, Ting Fang; DeCarli, Charles; Auerbach, Sanford H.; Devine, Sheral; et al. Association of chronic low-grade inflammation with risk of Alzheimer disease in ApoE4 carriers. JAMA Network Open, 2018 DOI: 10.1001/jamanetworkopen.2018.3597

[16] Boston University School of Medicine. Link found between chronic inflammation and risk for Alzheimer's disease. October 19, 2018 https://medicalxpress.com/news/2018-10-link-chronic-inflammation-alzheimer-disease.html

[17] Society for Neuroscience. Unraveling genetic risk factors for Alzheimer's disease. July 2, 2018 https://medicalxpress.com/news/2018-07-unraveling-genetic-factors-alzheimer-disease.html

[18] Massachusetts Institute of Technology. Neuroscientists discover roles of gene linked to Alzheimer's. May 31, 2018 https://medicalxpress.com/news/2018-05-neuroscientists-roles-gene-linked-alzheimer.html

[19] WUSTL. Alzheimer's Genetically Linked to Cardiovascular Disease. NeuroscienceNews. NeuroscienceNews, 12 November 2018. <http://neurosciencenews.com/alzheimers-genetics-cardiovascular-disease-10177/>

[20] Genetics Home Reference https://ghr.nlm.nih.gov/gene

[21] Alzheimer's Association. Down Syndrome and Alzheimer's Disease. N.d https://www.alz.org/dementia/down-syndrome-alzheimers-symptoms.asp

[22] UNC Health Care"New Genetic Risk Factor for Alzheimer's Disease." NeuroscienceNews. NeuroscienceNews, 7 January 2019. <http://neurosciencenews.com/alzheimers-genetics-10465/>

[23] Viña, José; Lloret, Ana. Why women have more Alzheimer's disease than men: gender and mitochondrial toxicity of amyloid-beta peptide. Journal of Alzheimer's Disease 20 (2010) S527–S533 DOI 10.3233/JAD-2010-100501 Viña, José; Lloret, Ana. Why women have more Alzheimer's disease than men: gender and mitochondrial toxicity of amyloid-beta peptide. Journal of Alzheimer's Disease 20 (2010) S527–S533 DOI 10.3233/JAD-2010-100501

[24] Mosconi, Lisa; Berti, Valentina; Guyara-Quinn, Crystal; McHugh, Pauline; Petrongolo, Gabriella; et al. Perimenopause and emergence of an Alzheimer's bioenergetic phenotype in brain and periphery. PLoS One October 10, 2017https://doi.org/10.1371/journal.pone.0185926

[25] Mandal, Ananya. Alzheimer's disease greater in females, researchers speculate. https://www.news-medical.net/news/20180723/Alzheimere28099s-disease-greater-in-females-researchers-speculate.aspx

[26] Hamilton, Jon. Hormone levels likely influence a woman's risk of Alzheimer's, but how? July 23, 2018 https://www.npr.org/sections/health-shots/2018/07/23/630688342/might-sex-hormones-help-protect-women-from-alzheimer-s-after-all-maybe

[27] Whiteman, Honor. Alzheimer's disease: are we close to finding a cure? Medical News Today. https://www.medicalnewstoday.com/articles/281331.php?sr

[28] Foley, Katherine Ellen. Why the pharmaceutical industry is giving up the search for an Alzheimer's cure QUARTZ. May 20, 2018 https://qz.com/1282482/why-the-pharmaceutical-industry-is-giving-up-the-search-for-an-alzheimers-cure/

[29] Carroll, John. PhIII Alzheimer's drug goes bust — and a major setback at Eli Lilly and AstraZeneca may doom the class. Endpoints News https://endpts.com/phiii-alzheimers-drug-goes-bust-and-a-major-setback-at-eli-lilly-and-astrazeneca-may-doom-the-class/

[30] University of Adelaide. "New leads on treating dementia and Alzheimer's." ScienceDaily. ScienceDaily, 2 May 2018. <www.sciencedaily.com/releases/2018/05/180502104103.htm>

[31] University of Virginia"Alzheimer's Drug May Stop Disease If Used Before Symptoms Appear." NeuroscienceNews. NeuroscienceNews, 1 August 2018. <http://neurosciencenews.com/alzheimers-prevention-drug-9641/>
[32] National Institute on Aging. Alzheimer's Disease Fact Sheet. Reviewed August 17, 2016. https://www.nia.nih.gov/health/alzheimers-disease-fact-sheet
[33] Society for Neuroscience. "Treating Alzheimer's with aspirin: Low-dose aspirin regimen could reduce Alzheimer's disease pathology." ScienceDaily. ScienceDaily, 2 July 2018. <www.sciencedaily.com/releases/2018/07/180702170907.htm
[34] Zhang, Caixia; Wang, Yan; Wang, Dongyin ; Zhang, Jidong; Zhang, Fangfang. NSAID exposure and risk of alzheimer's disease: An updated meta-analysis from cohort studies. Frontiers in Aging Neuroscience 2018; 10: 83 doi: 10.3389/fnagi.2018.00083
[35] Servick, Kelly. New Alzheimer's drug shows hints of promise in inventive trial. Jul. 26, 2018 Science Magazine. http://www.sciencemag.org/news/2018/07/new-alzheimer-s-drug-shows-hints-promise-inventive-trial
[36] University of Virginia Health System. "Brain discovery could block aging's terrible toll on the mind: Faulty brain plumbing to blame in Alzheimer's, age-related memory loss -- and can be fixed." ScienceDaily. ScienceDaily, 26 July 2018. www.sciencedaily.com/releases/2018/07/180726085721.htm
[37] Gunther, Erik C.; Smith, Levi M.; Kostylev, Mikhail A.; Naderi, Zaha K.; Supattapone, Surachai; Strittmatter, Stephen M. Rescue of transgenic Alzheimer's pathophysiology by polymeric cellular prion protein antagonists. Cell Reports Vol. 26, issue 1, pp. 145-158.e8, January 02, 2019 DOI:https://doi.org/10.1016/j.celrep.2018.12.021
[38] Harth, Richard. Essential nutrient may help fight Alzheimer's across generations. January 8, 2019 https://medicalxpress.com/news/2019-01-essential-nutrient-alzheimer.html
[39] Queen's University"Exercise Hormone May Slow Alzheimer's Progression" NeuroscienceNews. NeuroscienceNews, 7 January 2019. http://neurosciencenews.com/hormone-alzheimers-progression-10468/
[40] Katsel, P.; Roussos, P.; Beeri, M. S.; Gama-Sosa, M. A.; Gandy, S.; Khan, S.; Haroutunian, V. Parahippocampal gyrus expression of endothelial and insulin receptor signaling pathway genes is modulated by Alzheimer's disease and normalized by treatment with anti-diabetic agents. PLoS One November 1, 2018 https://doi.org/10.1371/journal.pone.0206547
[41] Beeri, M. S.; Schmeidler, J.; Silverman, J. M.; Gandy, S.; Wysocki, M.; et al. Insulin in combination with other diabetes medication is associated with less Alzheimer neuropathology. Neurology September 2008, 71 (10) 750-757; DOI: 10.1212/01.wnl.0000324925.95210.6d

[42] Shabir, Osman. Does Type 2 Diabetes Increase the Risk of Alzheimer's Disease? October 25, 2018 https://www.news-medical.net/health/Does-Type-2-Diabetes-Increase-the-Risk-of-Alzheimere28099s-Disease.aspx

[43] Holscher, Christian. New approach to Alzheimer's fight: Diabetes drugs. June 15, 2018 https://edition.cnn.com/2018/06/15/health/alzheimers-insulin-study-partner/index.html#

[44] Schaffer, Regina. Prolonged, high HbA1c may increase dementia risk in type 1 diabetes. September 7, 2018 https://www.healio.com/endocrinology/diabetes/news/in-the-journals/%7B2b8f358e-9fa2-41b5-899e-d28f0a718a77%7D/prolonged-high-hba1c-may-increase-dementia-risk-in-type-1-diabetes

[45] Schilling, Melissa A. Unraveling Alzheimer's: Making Sense of the Relationship between Diabetes and Alzheimer's Disease. Journal of Alzheimer's Disease, Vol. 51, no. 4, pp. 961-977, 2016 https://content.iospress.com/articles/journal-of-alzheimers-disease/jad150980%20target=

[46] Moran, Chris; Beare, Richard; Phan, Thanh G.; Bruce, David G.; Callisaya, Michele L.; Srikanth, Velandai. Type 2 diabetes mellitus and biomarkers of neurodegeneration. Abstract. Neurology September 02, 2015 DOI: https://doi.org/10.1212/WNL.0000000000001982

[47] Rhodes, Christine. Treating insulin resistance is essential to limit cognitive decline. N.d https://www.endocrineweb.com/professional/pre-diabetes/treating-insulin-resistance-essential-limit-cognitive-decline

[48] Roriz-Filho, Jarbas S.; Sá-Roriz, Ticiana M.; Rosset, Idiane; Camozzato, Ana L.; Santos, Antonio C., et al. (Pre)diabetes, brain aging, and cognition. Biochimica et Biophysica Acta (BBA) - Molecular Basis of Disease Vol. 1792, Issue 5, May 2009, pp. 432-443 https://doi.org/10.1016/j.bbadis.2008.12.003

[49] Diabetes, prediabetes hasten mental decline in older adults. July 24, 2018 https://www.neurologyadvisor.com/aaic-2018/diabetes-prediabetes-associated-with-mental-decline/article/783060/

[50] Sandoiu, Ana. Only 2 weeks of inactivity can hasten diabetes onset in seniors. July 31 2018 https://www.medicalnewstoday.com/articles/322640.php

[51] Cell Press. "Why weight loss produces remission of type 2 diabetes in some patients." ScienceDaily. ScienceDaily, 2 August 2018. <www.sciencedaily.com/releases/2018/08/180802141722.htm>

[52] Scripps Research Institute. "Liver, not brain, may be origin of Alzheimer's plaques." ScienceDaily. ScienceDaily, 3 March 2011. www.sciencedaily.com/releases/2011/03/110303134435.htm

[53] Sutcliffe, J. Gregor; Hedlund, Peter B.; Thomas, Elizabeth A.; Bloom, Floyd E.; Hilbush, Brian S. Peripheral reduction of beta-amyloid is sufficient to reduce brain beta-amyloid: Implications for Alzheimer's disease. Journal of Neuroscience Research, March 3, 2011 DOI: 10.1002/jnr.2260

---

[54] Cohut, Maria. How liver health impacts the risk of Alzheimer's. 26 July 2018 https://www.medicalnewstoday.com/articles/322583.php

[55] American Society for Biochemistry and Molecular Biology. What happens to plasmalogens, the phospholipids nobody likes to think about. https://www.eurekalert.org/pub_releases/2018-05/asfb-wht052918.php

[56] Kim, Do-Geun; Krenz, Antje; Toussaint, Leon E.; Maurer, Kirk J.; Robinson, Sudie-Ann; et al. Non-alcoholic fatty liver disease induces signs of Alzheimer's disease (AD) in wild-type mice and accelerates pathological signs of AD in an AD model. Journal of Neuroinflammation 2016 Jan 5;13:1. doi: 10.1186/s12974-015-0467-5

[57] Readhead, Ben; Haure-Mirande, Jean-Vianney; Funk, Cory C.; Richards, Matthew A.; Shannon, Paul; et al. Multiscale analysis of independent alzheimer's cohorts finds disruption of molecular, genetic, and clinical networks by human herpesvirus. Neuron, 2018; DOI: 10.1016/j.neuron.2018.05.023

[58] Itzhaki, Ruth. There is mounting evidence that herpes leads to Alzheimer's. 23 October 2018 http://www.bbc.com/future/story/20181022-there-is-mounting-evidence-that-herpes-leads-to-alzheimers

[59] Rivas, Anthony. Alzheimer's risk doubled in people with herpes virus; how the virus stimulates Alzheimer's development. Oct 26, 2014 https://www.medicaldaily.com/alzheimers-risk-doubled-people-herpes-virus-how-virus-stimulates-alzheimers-development-307995

[60] Itzhaki, Ruth F. Corroboration of a major role for herpes simplex virus type 1 in Alzheimer's disease. Frontiers in Aging Neuroscience 19 October 2018 | https://doi.org/10.3389/fnagi.2018.00324

[61] Massachusetts General Hospital. Amyloid beta protein protects brain from herpes infection by entrapping viral particles. July 5 2018 https://www.massgeneral.org/News/pressrelease.aspx?id=2267

[62] Wu, Yifan; Du, Shuqi; Johnson, ; Jennifer L.; Tung, Hui-Ying; Landers, Cameron T.; et al. Microglia and amyloid precursor protein coordinate control of transient Candida cerebritis with memory deficits. Nature Communications Vol. 10, Article No: 58 (2019) DOI: 10.1038/s41467-018-07991-4

[63] Pisa, Diana; Alonso, Ruth; Rábano, Alberto; Rodal, Izaskun; Carrasco, Luis. Different Brain Regions are Infected with Fungi in Alzheimer's Disease. Scientific Reports Vol. 5, Article No.: 15015 (2015) DOI: 10.1038/srep15015

[64] Sandoiu, Ana. Candida infection can reach brain and impair memory. January 7, 2019 https://www.medicalnewstoday.com/articles/324106.php

[65] Klotz, Katrin; Weistenhöfer, Wobbeke; Neff, Frauke; Hartwig, Andrea; van Thriel, Christoph; Drexler, Hans. The health effects of aluminum exposure. Deutsches Arzteblatt International 2017 Sep; 114(39): 653–659 doi: 10.3238/arztebl.2017.0653

[66] Virk, Sohaib A.; Eslick, Guy D. Aluminum levels in brain, serum, and cerebrospinal fluid are higher in alzheimer's disease cases than in controls: A

series of meta-analyses. Abstract. Journal of Alzheimer's Disease 2015;47(3):629-38. doi: 10.3233/JAD-150193

[67] Exley, Christopher; Vickers, Thomas. Elevated brain aluminium and early onset Alzheimer's disease in an individual occupationally exposed to aluminium: a case report. Journal of Medical Case Reports 20148:41 https://doi.org/10.1186/1752-1947-8-41

[68] Bulk, Marjolein ; van der Weerd, Louise; Breimer, Wico ; Lebedev, Nikita; Webb, Andrew; et al. Quantitative comparison of different iron forms in the temporal cortex of Alzheimer patients and control subjects. Scientific Reportsvolume 8, Article number: 6898 (2018) https://www.nature.com/articles/s41598-018-25021-7

[69] Raven, E.P.; Lu, P.H.; Tishler, T.A.; Heydari P.; Bartzokis G. Increased iron levels and decreased tissue integrity in hippocampus of Alzheimer's disease detected in vivo with magnetic resonance imaging. Journal of Alzheimer's Disease 2013;37(1):127-36. doi: 10.3233/JAD-130209

[70] Pedersen, Traci. New theory links early-onset Alzheimer's to how cells store iron. 17 August 2018 https://psychcentral.com/news/2018/08/17/new-theory-links-early-onset-alzheimers-to-how-cells-store-iron/137876.html

[71] Cohut, Maria. Lung disease may increase dementia risk. 27 November 2018 https://www.medicalnewstoday.com/articles/323814.php

[72] Ridding, Michael. What is 'cognitive reserve'? How we can protect our brains from memory loss and dementia. https://theconversation.com/what-is-cognitive-reserve-how-we-can-protect-our-brains-from-memory-loss-and-dementia-76591

[73] WUSTL. Alzheimer's Genetically Linked to Cardiovascular Disease. NeuroscienceNews. NeuroscienceNews, 12 November 2018. <http://neurosciencenews.com/alzhelmers-genetics-cardiovascular-disease-10177/>

[74] Alzheimer Association. Prevention and Risk of Alzheimer's and Dementia. N.d https://www.alz.org/research/science/alzheimers_prevention_and_risk.asp#understanding

[75] Cohut, Maria. Atrial fibrillation increases the risk of dementia. 11 October 2018 https://www.medicalnewstoday.com/articles/323308.php

[76] Hughes, Timothy M.; Kuller, Lewis H.; Barinas-Mitchell, Emma J.M. Mackey, Rachel H. McDade, Eric M. Pulse wave velocity is associated with β-amyloid deposition in the brains of very elderly adults. Neurology. 2013 Nov. 5; 81(19): 1711–1718. doi: 10.1212/01.wnl.0000435301.64776.37

[77] Ibid

[78] AAN"Higher Blood Pressure May Be Linked to Alzheimer's." NeuroscienceNews. NeuroscienceNews, 11 July 2018. <http://neurosciencenews.com/alzheimers-blood-pressure-9559/>

[79] Brooks, Megan. Antihypertensive therapy reduces Alzheimer's, dementia risk. August 02, 2018 https://www.medscape.com/viewarticle/900131

[80] University of Pittsburgh Schools of the Health Sciences. "Modifiable dementia risk factor in older adults identified." ScienceDaily. ScienceDaily, 16 October 2018. www.sciencedaily.com/releases/2018/10/181016132021.htm

[81] Maillard, Pauline; Mitchell, Gary F.; Himali, Jayandra J.; Beiser, Alexa; Tsao, Connie W.; et al. Effects of arterial stiffness on brain integrity in young adults from the Framingham Heart Study. Stroke. 2016;47:1030–1036 https://www.ahajournals.org/doi/pdf/10.1161/STROKEAHA.116.012949

[82] Rabin, Jennifer S.; Schultz, Aaron P.; Hedden, Trey; Viswanathan, Anand; Marshall, Gad A. et al. Interactive associations of vascular risk and beta-amyloid burden with cognitive decline in clinically normal elderly individuals: Findings from the Harvard Aging Brain Study. JAMA Neurology Published online May 21, 2018. doi:10.1001/jamaneurol.2018.1123

[83] Mass General "Vascular Risk Interacts with Amyloid Levels to Increase Age Related Cognitive Decline." NeuroscienceNews. NeuroscienceNews, 21 May 2018. <http://neurosciencenews.com/vascular-cognition-amyloid-9098/>

[84] Williamson, W.; Lewandowski A. J.; Forkert, N. D.; Griffanti L.; Okell, T. W.; et al. Association of cardiovascular risk factors with MRI indices of cerebrovascular structure and function and white matter hyperintensities in young adults. Abstract. JAMA. 2018 Aug 21;320(7):665-673. doi: 10.1001/jama.2018.11498

[85] Samieri, Cécilia; Perier, Marie-Cécile; Gaye, Bamba; Proust-Lima, Cécile; Helmer, Catherine; et al. Association of Cardiovascular Health Level in Older Age With Cognitive Decline and Incident Dementia Journal of the American Medical Association 2018;320(7):657-664. doi:10.1001/jama.2018.11499

[86] Bredesen, Dale E.; Amos, Edwin C.; Canick, Jonathan; Ackerley, Mary; Raji, Cyrus, et al. Reversal of cognitive decline in Alzheimer's disease. AGING, June 2016, Vol 8 No 6 https://www.ncbi.nlm.nih.gov/pmc/articles/PMC4931830/

[87] Novella, Steven. MEND protocol For Alzheimer's disease. Science Based Medicine. https://sciencebasedmedicine.org/mend-protocol-for-alzheimers-disease/

[88] Linkoping University. "Getting the most out of spinach: Maximizing the antioxidant lutein." ScienceDaily. ScienceDaily, 21 December 2018. <www.sciencedaily.com/releases/2018/12/181221123810.htm>

[89] Nolan, John M.; | Mulcahy, Rionab; Power, Rebecca; Moran, Rachel; Howard, Alan N. Nutritional intervention to prevent alzheimer's disease: potential benefits of xanthophyll carotenoids and omega-3 fatty acids combined. Abstract. Journal of Alzheimer's Disease, vol. 64, no. 2, pp. 367-378, 2018 DOI: 10.3233/JAD-180160

www.ingramcontent.com/pod-product-compliance
Lightning Source LLC
Chambersburg PA
CBHW022106280326
41933CB00007B/280